時報出版

# 牙齒有毛病，身體一定出問題

全人牙科專家
趙哲暘醫師
——著

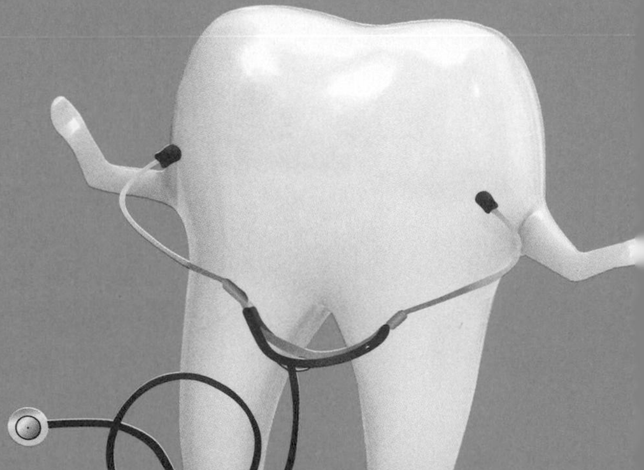

contents
目錄

contents
目錄

# 推薦序　最熱心的牙醫師，最全面的健康知識

趙醫師是我陽明的學弟，印象中，他就一直是個很認真的學生，常常很熱心的協助教授整理資料，在二八六電腦的時代，可以用電腦整理各科筆記，分享全班甚至流傳學弟妹多年，還有傳到別家醫學院的，這種樂於分享的心，實在值得讚許。不過，這些筆記曾經鬧出個笑話，因為上面都會註明「中文」，讓大家懷疑是否還有英文版，原來「中文」是趙醫師原本的名字，不知是不是這個緣故，讓他後來去改了名字，但是，沒有改的是，他仍然非常熱心、好學且樂於分享。

看了趙醫師的書稿後，很意外一位臨床牙醫師，在一般牙科的診療外還能如此用心，除了涉略其他醫學認知，像自然醫學、能量醫學、中醫經絡、養生學等等，還將診療的重心放在病人的生活細節以及健康觀察上，從牙科疾病去發現疾病背後的疾病，試圖找出更多可以促進健康的方法，像日常的飲食習慣、工作的壓力、甚至呼吸的細微動作，再藉由臨床診療資料的說明，提供患者一些對於身體疾病的提醒與思考。

趙醫師書中對於許多牙科疾病的診療，雖然有些與牙醫師的傳統牙科診療方式不盡相同，並且提出很多全新的觀點，甚至可能是連一般牙科專業書籍上也少有相關論述，但是基於他熱心多年的觀察與研究，我相信仍然具有相當的價值，或許作為參考、或許作為提醒、也或許作為專業與非專業的一些省思，同時喚起社會大眾對於口腔甚至整個身體健康的重視，因此，個人十分樂意推薦此書！

國立陽明大學牙醫學院院長　李士元

# 推薦序　突破傳統的牙科診療方式

個人身為牙周病診療的專科醫師，從服務中深深了解到牙周疾病對於病人口腔甚至身體健康的影響不謂不大，本書中提到牙周疾病並不僅僅是口腔清潔程度的問題，同時亦受到病人全身免疫系統與再生能力的影響，因此除了遺傳問題及口腔衛生習慣不良而導致牙周疾病，很多患者甚至是因過度勞累、過度熬夜等原因造成牙周疾病，此外，本書中也特別提出，吞嚥與口呼吸導致口腔周圍肌肉功能異常也是助長牙周疾病的因子，甚至因而導致牙齒排列與顎骨發育問題，這也正符合從全人的角度診療牙科疾病的世界潮流。

最近的科學研究指出，牙周疾病確實會造成心血管疾病、肺部疾病、孕婦早產、老年失智等問題，甚至癌症，顯然牙周疾病對身體的影響已經遠遠超過一般人的想像，超過九成的國民有牙周疾病的症狀，無論本書從何種角度來探討牙周病，都值得大家花更多的心思來關注與預防牙周甚至口腔的疾病，以減少疾病對於身體的更大危害。

與趙哲暘醫師結識於慈濟醫院身心障礙患者診療的牙科診療活動之中，當收到趙醫師書稿時，除了回憶起當年趙醫師投入身心障礙者牙科醫療照顧的熱誠，對於趙醫師能於一般牙科患者的診療中亦有超乎一般牙醫師的想法與理念，相當佩服，尤其是趙醫師以病人為中心的診療方式，突破了傳統的牙科診療以疾病為中心之方式，很多診療上的巧思，搭配圖文說明，沒有過度花俏的說法，這種用心的態度令人感動，故特別為文作序，希望能推廣於社會，提供一般讀者有用之資訊。

臺北慈濟醫院牙科部主任　沈一慶

# 推薦序　牙齒可以是人生的旋轉門

您覺得人生灰暗嗎？您正在為健康的問題困擾嗎？這本書或許就是您擺脫困境的一扇旋轉門，世間的事有時看似複雜，但如能找到源頭事事串起來看，其實它很簡單。有些事看似很簡單，如深入了解後，才驚覺到事態嚴重，因為見到的只是冰山的一角，一想到這裡，您感到進退失據了嗎？這本書正是為了人生健康而迷惘困頓的讀者所寫的。

哲暘是我數年前學習遠絡療法認識的，他是特別引我注意的後起之秀——他好學，他能跳出牙科的窠臼來學習整體醫學；他聰慧，老師講的內容他能輕易貫通；他勤奮，兩天講授的課不數日就文圖並茂地整理出講義來；他無私，講義公開供大家參考，他的表現令我心中一直留存著讚嘆與敬佩。

近日收到哲暘所著初稿，先睹之下，益增心中對他的感受，他本著良知與智慧，專業方面又更上了一層樓，在這迷航於各個專科的時代裡，人是被切割看，了解是被局限的，在消除症狀卻不治病的潮流中，正需要有整體觀，全人考量的清流。在書中哲暘以生動化繁為簡的方式，將牙齒、飲食、生活、習慣、環境、心理與整體健康等等全串聯起來了，許多生活細節令我們深思，一些疑惑可得到啟發，小小一本書當然不可能涵蓋周全，但我希望它能像引信一般造成爆炸性的醫療革新。我相信從這本書開始，可以引領人們開啟另一視野，順著這方向走，就可以到達新的境地。清醒的人多了，不但能移風易俗，更可淨化世界，所以我極力推薦它。

振興醫院骨科部主任　敖曼冠

# 自序　從「齒」為生命把關

牙醫系與培養醫師的醫學系十分不同，除了醫學知識外，更重要的是訓練出一雙靈巧的手。比同學幸運的是，我從小寧可不吃早餐也要存錢買模型來拼裝，所以高中時號稱工藝資優生的我，在需要很多手工製作課程的牙醫學程中，有著比其他同學愉快且順遂的求學生涯。等到進入臨床工作後，無論拔牙、補牙、製作假牙、甚至植牙，我都可以憑藉著這雙手，比別人更快速且細膩的完成診療工作。

牙醫師就像個「做手工藝的師傅」，過去將近二十年來，我幾乎每天朝九晚九的工作，只為了在病人口內精雕細琢出自己滿意的作品。光以施打麻藥來說，為了不讓病人感到疼痛，從進針、推針到麻藥打好，不超過三分鐘是完成不了的。每天將近有二十位病人要打麻藥，所以助理笑我每天花了一小時在打麻藥，少賺了不少錢。但因為自己既然擁有做手工藝的天分，讓病人不會感到疼痛就是我不可推卸的責任！

身為一個牙醫師，就該用盡心力幫助病人改善口腔的疾病，但即使手再靈巧、動作再輕柔、學識再充足，總是有些治療成果不能盡如人意。治療成果不理想是每位醫師心裡的痛，即使一再進修，且不斷精進自己的診療技術，也總會有感到力有未逮的時候。直到我跳脫牙科的窠臼，進入更浩瀚的醫學領域中深入探討，才發現自己過去的視野可能太過狹隘。當工作不再只是專注在牙齒上，舌頭、臉頰、骨頭、呼吸甚至整個身體都需要同時考量時，很多的結似乎都慢慢打開了！這都要感激我的許多病人，與他們互動時從中得到的經驗與回饋，讓我得以跳脫手工藝師傅的格局，提升到真正「醫生」的層次。

大家都知道：「病從口入」，因為口腔可以說是身體的大門，身體不僅僅會因為正常管道的飲食內容而造成疾病，也會因為食物進入身體的第一道過程是否確實完成而影響到胃的消化及腸的吸收，因此是否細嚼慢嚥、是否正常吞嚥便成為很重要的關鍵。另外，所謂不正常管道的飲食，其實是指口呼吸，如果嘴巴是身體的大門，那鼻子就相當於窗戶了，當鼻子的問題造成窗戶卡死，身體無法正常呼吸，身體無法獲得足夠的氧氣，這時大門除了提供進食用還得兼呼吸，真的是很忙，而且效果當然不如鼻子好，更會造成其他的副作用，像暴牙、向下感染造成肺部問題、向上感染造成鼻竇發炎等等，然後就不斷的惡性循環，造成身體缺氧，陸陸續續一堆疾病就接踵而來了。

因此，除了正常進食、正常呼吸外，顧好身體的大門真的很重要，千萬不要小看一顆牙齒，它可能是造成最後浩劫的火源或導火線，就像骨牌效應一樣，牽一髮動全身。而牙齒問題若矯治不當，造成氣道阻礙，就會間接影響到窗戶通不通風，也就是缺氧問題。因此千萬不要輕忽矯治的問題，當美觀與健康只能二擇一時，該做什麼選擇才是正確的呢？除了醫師專業的建議之外，民眾本身也必須具備一定的常識，才不會做了讓自己後悔的決定。

牙醫師可以說是民眾身體第一關的守護者，如果一位牙醫師只關心口腔的問題，那他的世界就太小了，所以，牙醫師對病人的關懷應是更全面的，因為牙齒跟上下顎骨息息相關，而臉部肌肉及舌頭的習慣、吞嚥的方式又會影響到顎骨，造成臉型的改變及健康的隱憂，因此，牙醫師可以說是對頭部，最容易具有全面關連性專業知識的一群。本書除了提昇民眾的健康意識與常識之外，也期盼牙醫師能成為第一位家庭醫師，幫你從「齒」開始把關吧。

# 序章　五大迷思告訴你牙齒與身體健康的關係

從小，老師、父母就不厭其煩的叮嚀我們：「一吃完飯就要馬上去刷牙、刷牙時要認真。」以為這樣做，牙齒就會常保健康，其實大錯特錯，甚至可能適得其反！類似這樣的錯誤觀念，還有許多我們一直以為不重要的問題，其實都會帶來嚴重的後果。你也曾經這樣以為嗎？

## 1 認真刷牙就不會有蛀牙？

很多病患問我：「明明很認真刷牙了，為什麼還是有蛀牙？」其實，並不是只靠刷牙就可以預防蛀牙。蛀牙指的是引起蛀牙的細菌在適當的酸性環境下，有充足的時間使牙齒脫鈣並蛀蝕，所以牙齒清潔與否、細菌滋生、口內酸鹼值與時間長短都是造成蛀牙的因子！以下是容易造成蛀牙的狀況：

## 有喝飲料、吃零食的習慣

甜食及汽水、果汁等高酸性飲料會對牙齒直接造成酸化，且容易造成胃食道逆流，不僅嚴重影響腸胃，逆流到口腔的胃酸更是造成牙齒蛀牙的原因。

## 喝水方式不正確

現代人有兩個關於喝水的大問題：第一個是水喝太少，腸胃不好的人喝水更少，口內酸性自然容易偏高，口腔與肺部疾病自然也會比較多；第二個是水喝太急，俗話說：「滴酒傷肝，斗酒傷胃。」斗水也會傷胃，喝水時一飲而盡咕嚕咕嚕地喝，大量的水沖刷胃壁，胃酸便會急著分泌，不僅對於水分的補充沒有幫助，更會影響腸胃健康。

## 吃太多慢性過敏原

身體過敏會引起急性或慢性的發炎反應，通常會侵襲身體最弱的部分。每個人的過敏反應都不太一樣，有些可能是皮膚癢、關節痛，有些可能是鼻塞、流鼻涕、打噴嚏等等，久了習慣之後，許多人就不以為意了，殊不知發炎久了，往往會形成嚴重的病灶，而且可能影響全身健康。

## 父母親有蛀牙，孩子也容易有蛀牙

根據世界衛生組織的定義，蛀牙是傳染病。研究指出，蛀牙細菌主要是從一個人小時候的主要照顧者傳染過來的，可見刷不刷牙跟有沒有蛀牙細菌是兩回事。如果小時候主要是由父母照顧，那麼細菌就是父母親口中來的；如果主要是由爺爺奶奶照顧，那麼細菌就是爺爺奶奶口中傳染來的；如果主要照顧者是保母，當然也可能是小寶寶未來一輩子蛀牙細菌的傳染來源！

我常常跟病人說，要預防小朋友蛀牙，最重要的是父母親口中不要有蛀牙，父母親嘴巴裡面蛀牙細菌比較少，小朋友蛀牙的機會自然也少。所以，到牙科檢查牙齒絕對是全家人都必須一起參與的保健工作，大家互相關心、互相照顧，才能讓蛀牙發生的可能降到最低。

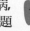

## 飲食習慣不良，導致胃食道逆流

現代人的飲食習慣差，腸胃負擔加重，常常造成胃食道逆流，即使睡前認真刷牙，但躺在床上後，逆流的胃酸等於讓口腔整晚不定時的泡在pH4以下的高酸性之中，不僅造成牙齒嚴重的酸蝕，也大大提高了蛀牙的機會。

# 2 飯後應該立刻刷牙？

腸胃不好、胃酸逆流症狀與嗜吃酸性食物，特別是牙齒已經有酸蝕現象或琺瑯質厚度已經變薄的朋友，餐後盡量不要急著刷牙，因為這時候口內酸性值往往在酸鹼值pH4以下，牙齒處於這樣高酸性的環境中會軟化，所以部分學者反對餐後立即刷牙，以避免牙刷將牙齒表面刷耗。其實一般健康的牙齒是不用擔心的，若是牙齒沒有被酸腐蝕且結構完好，頂多注意使用軟毛牙刷取代硬毛牙刷刷牙，且降低牙膏使用量即可，因為牙膏含的研磨劑成分占了七成左右，研磨劑會加速牙齒磨耗，另外還考量到牙膏有過多的發泡劑等等之類的經皮毒。但對於已經有蛀牙或酸蝕的牙齒，就建議餐後先用清水漱口，約三到五分鐘口內酸性值接近中性之後，唾液會自然去修補牙齒表層讓它再硬回來，這時候再刷牙才是正確的作法。

## 3 齒列不整是天生的？

常有需要齒列矯正的小病人初診時在爸爸媽媽面前抱怨：「都是你們把我生成這個樣子，牙齒暴暴的好難看！」最委屈的大概就是病人的媽媽，總是賠著笑對孩子說：「不要擔心，媽媽拜託牙醫師幫你牙齒弄漂亮！」父母真是辛苦，經常因為孩子的牙齒美觀問題而背了黑鍋！

造成齒列不整的主要原因有遺傳、飲食習慣不良、口呼吸、吞嚥異常、吸吮手指頭等，其中遺傳的影響可能只占了僅僅一成，而不良習慣會導致先天的問題更加明顯。如果說父母真要負什麼責任，不如說是過度保護孩子的牙齒讓孩子吃太軟的食物，或攝取過多造成鈣質吸收困難的甜食，加上沒有注意到小朋友用嘴巴呼吸與異常的吞嚥習慣，造成舌頭與臉頰肌肉的不正常使用影響到牙弓（長牙的骨頭）的發育，最終出現齒列不整的問題。矯正費用並不便宜，有能力負擔的家長還有機會挽救，沒有能力負擔的家長，是不是就要孩子認命了呢？

從前的父母對小朋友要求比較嚴格，會特別注意小朋友的儀態，最常要求的就是嘴巴要閉好、腳步要抬高，雖然只是小小的要求，但對小朋友的健康確實有長遠的影響。特別是嘴巴閉好，就是改變口呼吸習慣的最佳做法，不僅儀態好，更會大大影響孩子的生長發育。天下父母心，每個孩子都是父母親心中的寶貝，我希望藉由書中各種良好生活習慣的練習，幫助大家讓孩子的身體變得健康，也藉這機會讓孩子了練習承擔責任，特別是對自己身體健康的責任。

## 4 牙齒少一顆，不補沒關係？

當健康出問題時，身體往往會出現症狀，可能是疼痛或各種不適，但很多時候身體也會以不容易發現的結構改變來表現。比方說右側因為蛀牙而拔掉了一顆牙，如果沒有製作假牙，會因為吃東西不方便，而改用左側的牙齒來咀嚼食物，時間久了，牙齒的咬合平面會開始往左側偏移，頭顱也漸漸往左偏，身體的構造為了保持平衡，左側肩膀會抬高，但左側骨盆卻會往下，長期下來，就會造成脊椎側彎！

人體會因為姿勢是否端正、牙齒是否脫落、身體是否受到外傷等各種原因，而讓身體的結構做出各種補償。當脊椎出現過度的彎曲或異常時，有問題的脊椎所負責的身體器官就會產生疾病，很幸運的，當人的身體出現了疾病，可以用藥物治療、可以調整骨盆、可以整脊椎、甚至可以調整頭顱，但最困難的是將牙齒調整回最符合人體需要的位置。因為牙齒移位後，不只是做好假牙或是種好人工植牙就行，還需要牙醫師將牙齒移回原來的位置，或是把磨損的牙齒補高，工程遠比其他醫療工作要複雜得多！

牙齒不僅承擔了咀嚼的重責大任，也協助支撐臉型與輔助發音，更是身體最重要的感覺器官，掌握了身體最重要的位置感覺（本體感覺，例如閉眼時仍能感知身體各部位的位置），一旦結構發生問題，不是人工植牙就可以解決的。所以一定要把牙齒照顧好，牙齒脫落時，更要在第一時間將牙齒重建完成，以免造成更多的後遺症。

## 5牙周病只是小病，不用太擔心？

牙周病是目前盛行率最高的慢性疾病，甚至有學者提出高達九成以上的民眾有牙周病的問題，這幾乎已是時下最流行的疾病，也是最棘手的疾病。被歸類為慢性疾病的牙周病之所以可怕，是因為平時不痛不腫、不會不舒服，等到感受到疼痛等症狀時，往往牙齒已經嚴重動搖，差不多該拔掉了，連挽救的機會都沒有！

造成牙周病的原因很多，可能是清潔工作疏忽造成牙周病細菌感染，可能是免疫系統出問題導致牙齦潰爛，也可能是治療癲癇疾病等的藥物之副作用。女性同胞更辛苦，青春期、更年期、懷孕期與六十五歲以上都是牙周病發生的高峰期，而且每個月都要經歷一次的月經期也很難擺脫牙周病細菌的影響，等於一生都必須與牙周病周旋。

難道我們只能默默承受牙周病的侵擾嗎？經過我長期的臨床觀察與相關資料佐證（根據中華民國能量醫學會研究報告），導致牙周病的原因與大多數疾病發生的兩大原因相同：缺氧與高度酸性。牙周病病患可以從改善缺氧的方向著手，再搭配傳統的牙周病治療。以牙科的角度來看，牙周病當然是跟清潔工作有莫大的關係，但是從全身的角度來看，我認為牙周病是全身疾病的表徵。

part 1

# 有蛀牙
# 就可能有胃病！



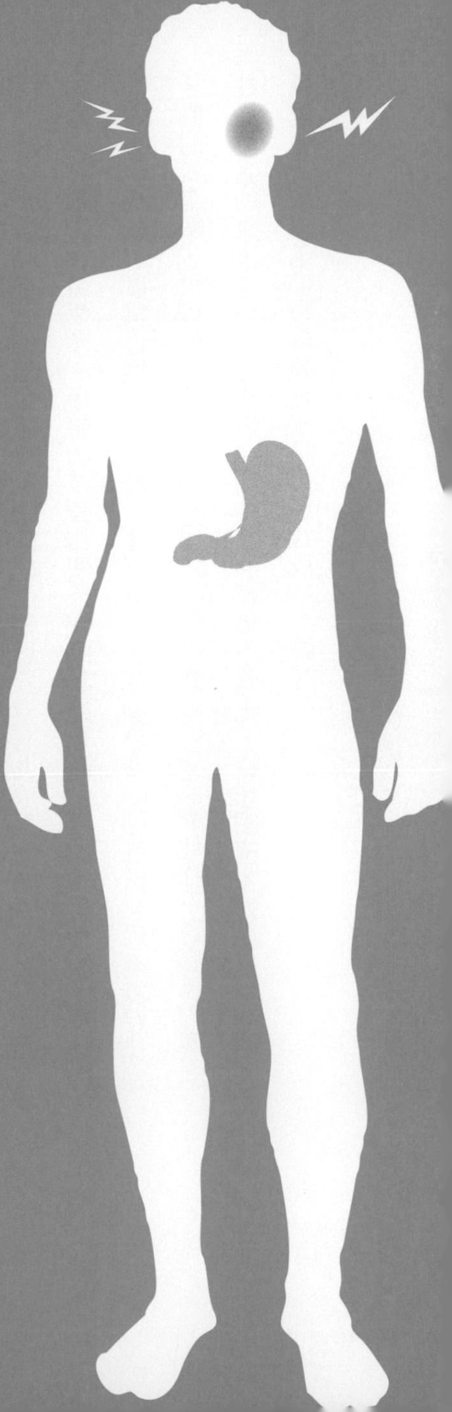

胃的問題並不是成人的專利，有個小病人下顎後面牙齒蛀牙，補過後不只一直掉還不斷地繼續蛀，於是我特別請家長及小孩盡量配合少吃糖果，尤其是硬的糖果，以免小朋友含糖果會不自覺就咬起來，不過這位小病人沒多久還是同一顆牙齒問題繼續來診所報到。跟媽媽聊到生活習慣之後，媽媽才提到妹妹現在睡覺前仍習慣喝一大杯牛奶才睡覺，這下終於找到問題點了：睡前飲食不易消化且還是容易過敏的食物，胃食道逆流自然就容易發生，而酸蝕牙齒造成蛀牙。

## 1-1 口內酸度高，容易導致蛀牙

牙齒是全身最硬的器官，特別是牙齒的琺瑯質含有九成鈣化物質，比含有七成鈣化物質的骨頭還要多。牙醫師在製作假牙或磨除蛀牙時，要使用每秒鐘上萬轉的高速工具搭配硬度接近鑽石的鑽針，才能磨得動牙齒外層的琺瑯質。琺瑯質好比是牙齒的安全帽，可以給予牙齒堅強的保護，所以蛀牙或牙齒磨耗都不是容易的事。蛀牙發生的原因主要是琺瑯質在高酸性的環境下軟化，蛀牙細菌才得以侵犯堅硬的琺瑯質，所以若口腔內長期維持高酸性就容易蛀牙。

曾有則新聞提到，吃蘋果造成口內酸鹼值達到 pH3，所以吃蘋果比喝汽水容易造成蛀牙，主要原因是吃蘋果比喝汽水還要多 3.7 倍的酸性。這論證其實似是而非，因為口內呈酸性並非就會造成蛀牙。研究報告指出，口內酸鹼值需介於 pH4 到 5.6 才會造成蛀牙。若 pH 值低於 4，則會抑制細菌活動，使得細菌需要孢子化以自保。若高於 pH5.6，則會對牙齒造成直接的酸蝕破壞，使牙齒晶瑩剔透的潔白琺瑯質變黃變薄，不會立即造成蛀牙。所以高酸性並非蛀牙的主因，關鍵是口內酸性環境從 pH4 以下爬升到 pH5.6 以上的時間長短。若呈高酸性的時間較短（一般在五分鐘以內），再加上口內酸鹼值回到 pH5.6 以上，唾液內會有足夠的鈣

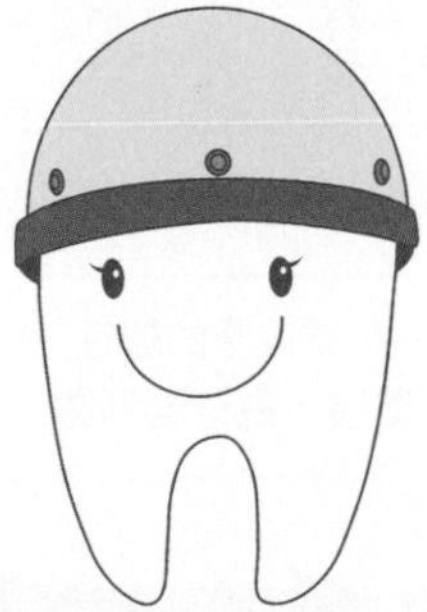

健康的琺瑯質如同牙齒的安全帽，給予牙齒堅強的保護

與磷自行修復牙齒表面的琺瑯質，不應造成蛀牙。換句話說，清潔工作做得不好，造成食物殘渣堆積，產生足夠細菌與高酸性，或是飲料、零食造成口內持續的高酸性，才是造成蛀牙的主因。

## 含糖飲料陷阱多

有位老師定期前來檢查牙齒，有次口腔檢查後不到三個月就覺得牙齒異常，於是便前來看診。因為三個月前洗牙時已經確實檢查過了，X光檢查也很正常，我便直接以清洗牙結石的方式治療，卻發現病人牙齒極度敏感，趕緊再拍攝X光片檢查，結果竟發現了一顆大蛀牙，而且已經嚴重到需要根管治療的程度。速度之快令我十分震驚，我便詢問病人是不是吃了或喝了什麼酸性的食物或飲料。但病人表示生活都很規律且節制，不可能有吃酸性食物的壞習慣。治療後的第二天，病人打電話告訴我，他想起來一

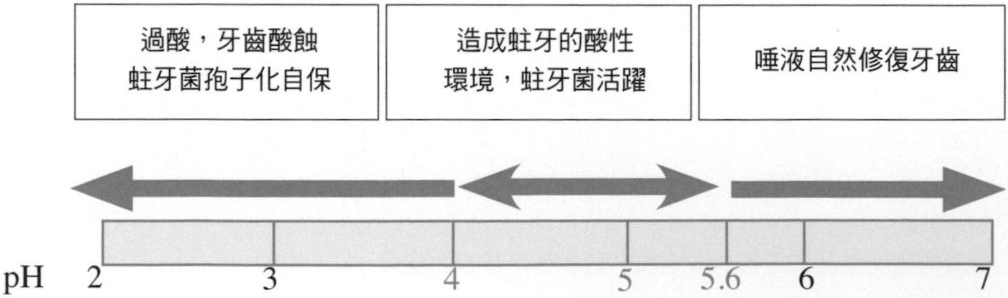

個多月前因為一直咳嗽，但因為職業是老師，咳嗽實在不方便講課，於是聽從其他老師的偏方「喝楊桃汁」，連續喝了幾個星期，咳嗽好了就沒喝了。老師萬萬也沒想到造成他蛀牙的罪魁禍首就是「楊桃汁」。

一個十多歲的國小學生牙齒偏黃，我問病人的爸爸，孩子是否習慣喝含糖飲料，但他回答孩子很乖巧，自己與妻子也很有健康概念，所以孩子平時沒有喝飲料、吃零食的習慣。我正納悶孩子是否有腸胃問題的可能時，爸爸突然說出孩子是學校田徑隊的成員，每天頂多會喝喝運動飲料。原來問題是出在這裡，不知不覺的危害通常是最大的，這是所有含糖或微甜飲料的最大陷阱。

## 蛀牙原因不單純

蛀牙與牙周病的產生與牙齒的清潔工作不是完全相關，很多人不刷牙也很少蛀牙，但很多人努力刷牙，不僅牙齒蛀了，甚至把牙齒刷凹，還得了牙周病。就因為蛀牙與牙周病的成因不是單一的因素。

那麼還有哪些是蛀牙的原因呢？如前面提到的，一般會造成蛀牙的酸性環境大約在 pH 4 到 5.6 之間，如果口腔內長期處於這樣偏酸的環境，則牙齒表面不僅會變軟，也讓細菌得以侵襲牙齒而造成蛀牙。若口內處於更酸的環境（即 pH 值小於 4），細菌也要力求自保而無法產生破壞，但牙齒卻會因為過度酸性而造成腐蝕，變軟、變黃，咀嚼時牙齒便容易因咬合而耗損，牙齒齒頸部也會在刷牙時磨損。喜歡吃飲料零食、有胃食道逆流症狀或用餐時間過長的人，常會出現以上問題。

牙齒的表面是琺瑯質，含有九十七%左右的鈣化物質，所以十分堅硬，平時是不容易被破壞的。但是飯後口內酸鹼值就可能低於 pH 4，這時候牙齒表面會因為酸蝕而軟化，若沒有即時讓口內酸鹼值回到中性，細菌就可能趁虛而入。若是剛好食用了甜食或有黏性的食物，又沒有做好牙齒的清潔工作，導致牙齒表面有牙垢，則蛀牙的可能性便會大大增加。

### 常見食物與飲料的 pH 值（註：胃酸：pH2-3）

| 水果 | pH值範圍 | 飲料 | pH值範圍 |
|---|---|---|---|
| 蘋果 | 2.5-3.5 | 咖啡 | 2.5-3.5 |
| 藍莓 | 3.2-3.6 | 紅茶 | 3.5-4.5 |
| 櫻桃 | 3.2-4.7 | 啤酒 | 4.0-5.0 |
| 草莓 | 3.0-4.2 | 汽水 | 2.5-3.0 |
| 覆盆子 | 2.9-3.7 | 醋 | 2.5-3.5 |
| 洋芋片 | 2.5-3.5 | 果汁 | 3.0-4.0 |

## 飲食、咀嚼和喝水對牙齒的破壞與身體的影響

| | 對牙齒直接的破壞 | 對牙齒間接的破壞 | 對身體的影響 |
|---|---|---|---|
| 飲食 | 飲料、零食往往造成pH4以下的高酸性。<br><br>睡前喝酸性飲料或食物，更容易傷害牙齒。（以洋芋片為例，在口內造成的酸性值跟汽水一樣酸，都逼近胃酸的酸鹼值，都足以對牙齒造成直接且嚴重的酸化。） | 常見慢性過敏原：乳製品、麵粉、過度加工的製品，容易造成胃食道逆流而造成對牙齒的酸蝕與破壞。<br><br>微甜飲料最可怕。例如運動飲料與小朋友愛喝的乳酸飲料，更不用說是汽水、果汁等高酸性飲料對牙齒直接造成酸化，還容易造成胃食道逆流，不僅嚴重影響腸胃，逆流到口腔的胃酸更是造成牙齒蛀牙的原因。 | 飲料、零食的危害最大。不僅造成蛀牙，也造成發育的問題，特別是鈣質吸收被抑制，對一輩子的健康有極負面的影響。 |
| 咀嚼 | 小朋友一口飯含很久卻不咬，食物本身的酸性直接造成牙齒的酸蝕與破壞。<br><br>而餐後本來口內酸性值就容易降到pH4以下，如果吃飯是用含的而不是咀嚼，則過長的吃飯時間就足以產生蛀牙。 | 急著咬急著吞，沒有確實的咀嚼，導致腸胃負擔加重，容易造成胃食道逆流，而間接造成對牙齒的酸蝕與破壞。 | 以前便當吃不完是不惜福。但是隨便吃隨便拉也不見得惜福。細嚼慢嚥且心平氣和的呼吸，確實將食物咀嚼好，才能真正的消化與吸收。 |
| 喝水 | 太少喝水口腔沒有分泌足夠的唾液，也就等於牙齒失去了修補的能力（口內酸性值在pH值5.6以上，唾液能提供足夠的鈣與磷修補牙齒），而太乾燥也會跟口呼吸一樣容易讓細菌增生。 | | 「滴酒傷肝、斗酒傷胃。」斗水跟斗酒一樣也會傷胃，因為突然大量的水不僅沖刷掉胃酸，也撐開胃的容納量而造成胃的傷害。<br><br>而瞬間大量的水進入體內，身體為了維持原來的水平衡，會立即啟動排水機制（排尿、排汗），所以等於白喝了這些水。 |

當有敏感性牙齒的症狀時，首先應該到牙醫診所請牙醫師檢查是否有蛀牙，必要時需要拍攝X光片協助診斷，接著請牙醫師評估牙齒咬合面或接近牙齦的齒頸部是否有磨耗的狀況。

## 1-2 胃食道逆流，容易導致蛀牙

有些疾病也會造成口腔內高酸性的環境，特別是胃食道逆流。胃食道逆流是現代人常見的腸胃疾病，主要原因有兩大類：飲食習慣與心理壓力。其中飲食習慣包含咀嚼習慣和食物內容，咀嚼習慣是指食物沒有細嚼慢嚥，進到胃腸之後，對胃的破壞增加。菜梗或咬不碎的食物，無法透過咀嚼成為像湯汁一樣的食糜，這些較硬的食物就會刮傷胃壁，對胃造成破壞。食物內容是指過度加工製品和慢性過敏原，過度加工製品如：素雞、素肉、火腿、香腸等，慢性過敏原像是常見的奶、蛋、麵粉等，都是容易造成胃腸不適等發炎症狀的食物。

胃食道逆流患者就算睡前很認真地清潔牙齒，但是睡覺時逆流的胃酸卻會侵蝕口內牙齒的琺瑯質，進而導致蛀牙。患者要改善牙齒疾病前，應先至腸胃科針對胃

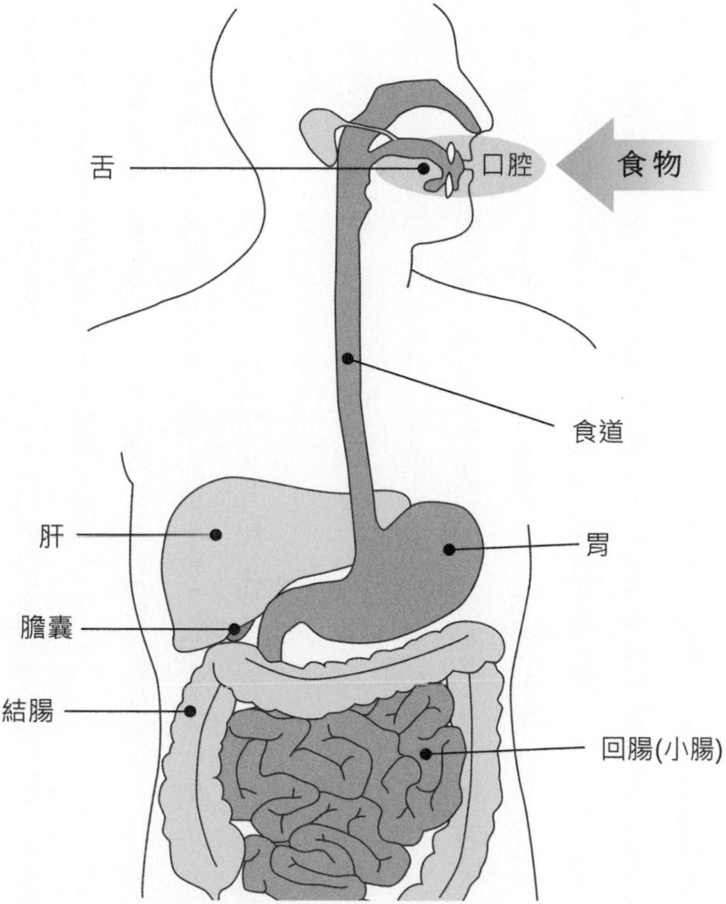


人體消化系統

食道逆流的問題做治療，甚至到身心科評估壓力指數，或是請專業醫師評估自主神經系統的問題。藉由減輕壓力，以及正確的飲食習慣改善腸胃問題，最後減少口腔酸性環境，才能將牙齒的受破壞程度降到最低。

人類經過幾十萬年演化，正常咀嚼之後唾液會對食物做初步消化再進入胃，經過胃的左搓右揉和胃酸協助殺菌之後才進到小腸，小腸還需要使用七十％的免疫系統，旁邊還有膽汁和人體最大的排毒系統肝臟待命，代表即使食物細嚼慢嚥進入腸胃後的細菌仍高，更何況是囫圇吞棗了。

食物在口中咀嚼，除了咬碎磨細以利胃部消化外，更重要的是在細嚼慢嚥的過程中，唾腺會分泌足夠的唾液，唾液中的酵素酶會幫助食物消化，減輕胃部的負擔。所以當咀嚼不完全時，唾液分泌不足，便容易引起腸胃的不適或疾病。唾液除了有助於消化食物、協助吞嚥，還有清潔牙齒、舌頭及黏膜上汙垢的抗菌、殺菌作用，可以保持口腔清潔，保護牙齒和黏膜。而當咀嚼得很急，急著咬急著吞或是邊咬邊吞，本體感覺接受器發現咬到硬物而不及做出張口反射動作的反應，往往就必須付出牙齒咬裂的代價。所以細嚼慢嚥是保護牙齒的根本，不僅可保護牙齒，也能降低腸胃負擔，減少腸胃不適與胃食道逆流的症狀，因而促進副交感神經運作，讓身體自然而然減輕壓力。相對的，匆忙囫圇吞棗會導致交感神經亢進，讓腸胃靜止下來減少工作，使得消化吸收變差，就算吃再多的腸胃藥也沒有辦法改善腸胃問題。

古時候不像現代這麼科學，可以抽血或靠特殊儀器來檢測過敏原，古人會從清早起床口中的氣味去分辨過敏食物（起床後的唾液跟前晚吃過的食物有關），若食物無法消化甚至引起胃食道逆流，就表示這個食物對身體是有害的。雖然現在已有檢測出過敏原及過敏程度的技術，不過

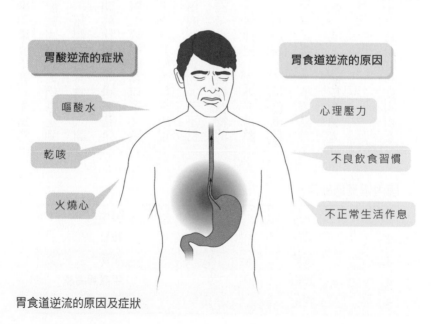

胃食道逆流的原因及症狀

仍無法全面檢測出過敏原，因為撇開環境不談，光食物中的過敏原就數不清了，所以只能就大部分人們常吃到的食物來檢測。檢測後可以發現，每個人對食物的代謝能力都不一樣，攝取量無法有客觀的比較，不過若是全家人一起做檢測，就能很容易比對出過敏原為何了。因為一家人吃的通常會差不多，若太常吃某種食物，出現了過敏值偏高的現象，那就減少攝取該樣食物；若不常吃的食物，過敏數值仍偏高，就表示身體對該樣食物的代謝能力較差，也必須減少攝取該樣食物。此外，喜歡吃某樣食物便常常吃，這是許多人的通病，若是希望身體不會出現過量反應，應採輪替的方式食用，不容易有過敏現象的食物，建議四、五天吃一次，過敏反應越大者，間隔就要越久，譬如兩三週再吃一次。

這裡我列舉出統計上多數人較容易過敏的食物如下

**國內常見過敏原**

| | | | |
|---|---|---|---|
| 1. | 牛奶 | 6. | 酵母 |
| 2. | 蛋白 | 7. | 花豆 |
| 3. | 蛋黃 | 8. | 小麥 |
| 4. | 起司 | 9. | 甲殼類海產 |
| 5. | 花生 | 10. | 海帶 |

表，以茲參考，但實際上每個人真正會產生過敏的食物還是得經過檢測才能確認。謹慎避免食用過敏原食物，可降低腸胃負擔，防止胃食道逆流，減少蛀牙發生的機會。

# 1-3 要怎麼遠離蛀牙？

## 良好的飲食習慣是清潔口腔的第一步

1. 減少甜食與飲料：避免高酸性食物對牙齒的酸蝕與破壞。
2. 細嚼慢嚥：有助腸胃消化，也可以避免胃食道逆流造成牙齒的二次傷害，加上細嚼慢嚥可以分泌出足夠的唾液，裡面有足夠的鈣、磷等礦物質可以協助修補牙齒。
3. 自體清潔：咀嚼是牙齒磨碎食物，同時也是食物幫忙擦亮牙齒的時間，所以咀嚼食物是清潔牙齒的第一關。
4. 閉口咀嚼：閉著嘴巴吃飯，可以讓臉頰和嘴唇肌肉協助摩擦清潔牙齒，也可以強化鼻呼吸，促進自體免疫力。

## 培養正確咀嚼的好習慣

要顧好腸胃，大家都知道要細嚼慢嚥，只是現代人工作忙碌、生活節奏快速，總是以「我哪有時間慢慢咬」為由，始終不願意試著做做看。確實，忙得連吃飯的時間都沒有了，怎麼可能還細嚼慢嚥？放棄是很簡單的，但造成的破壞卻無法挽回，等到覺悟時，又非一朝一夕可以補救，豈不是得不償失？經過多年的臨床治療，我深知補過的蛀牙

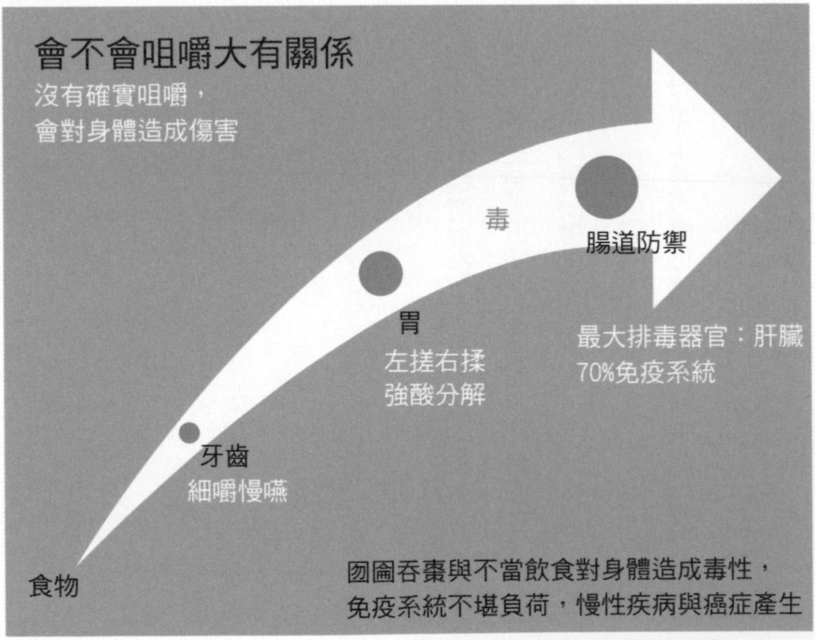

更容易再蛀，一是修補過的牙齒外型遠遠不比原來一體成形的牙齒堅固，二則是導致蛀牙的真正原因沒有根除（常吃飲料、零食直接酸化牙齒或是狼吞虎嚥造成胃食道逆流），因此我更強調正確咀嚼的重要。

我有一個七歲大的女兒，但是我頭痛的是她長大後一定得矯正齒列，原因就是從小未能有正確咀嚼的習慣。相信很多媽媽都非常認真看了許多幼兒保健食譜，然後很辛苦的將菜啦、肉啦，盡量切小燉軟，讓孩子好吸收。但是站在牙醫師的立場，我並不認同這樣的做法。要知道長牙時為什麼會癢，就是要刺激咀嚼，越咀嚼，牙弓才能發育得越好，骨頭寬度足夠，牙齒未來才有足夠的空間可以生長。現在要找到不需要齒列矯正的小朋友真的很難，所以一定要給孩子多一點咀嚼的機會。

此外，多年來大家都倡導要惜福，認為食物若沒吃完就是浪費，但是囫圇吞棗，讓食物在身體白白走一遭之後，沒有被吸收就原封不動的排出來，是不是也是一種浪費呢？一位媽媽問我：「我的小孩怎麼養就是這麼瘦，是不是牙齒有什麼問題？」我請她回去觀察孩子的便便，她下次一來就跟我說她知道原因了，因為仔細一觀察，才發現孩子的便便裡飯仍然一粒一粒，菜仍然一小塊一小塊，毫無消化的跡象。於是我跟她分享了以下的方法，這個方法不只針對孩子，大人也應該如此。

這個方法強調的是養分的吸收。每餐飯第一口飯練習咀嚼五十到一百下，直到食物變成食糜，幾乎變成湯汁一樣才慢慢吞下肚子；每一口飯都一樣這麼做，不易咬碎的肉類與青菜則要減量，不要邊咬邊吞、不要急著咬急著吞、更不要邊吃邊講話，這些都是預防疾病的基礎。現代人大多外食，飲食較難控制，不妨檢視自己排便完有沒有沾黏在馬桶裡，有的話就代表身體不健康，要知道能黏在瓷製的馬桶壁上必須是像瀝青那樣黏的東西才行，如果你的便便像瀝青一樣黏，可想而知你的腸胃負擔有多大了。

咀嚼可以促進副交感神經亢進，避免身體過度焦躁，將食物咀嚼磨碎，身體才好消化吸收。有時候家長會嫌孩子吃太慢，便催促孩子吃快一點，建議家長應觀察孩子的便便中是否有沒咬碎的東西，如果有，顯然孩子根本沒辦法吸收養分。現代人常常急著咬，唾液沒產生多少就急著吞，就會對身體造成一連串負面的骨牌效應。所以我們應該要確實的咀嚼食物，讓食物混合足夠的唾液以協助消化，減輕胃腸的負擔，增加營養的吸收。

## 咀嚼習慣紀錄表

在記錄之前，首先要練習感受食物被咀嚼成湯汁的感覺，因為咀嚼的關鍵不只是磨碎食物，更重要的是分泌足夠的唾液。這裡推薦幾個容易品嘗到的食物，請大家依照食物的建議咀嚼次數將食物細細地咀嚼好，感受到食糜被唾液充滿後的美味，再慢慢吞下！希望大家能感受到，食物被確實咀嚼後，口腔內全部是唾液混合成液體的感覺，體會唾液被稱作「金津玉液」的價值。

| | |
|---|---|
| 乾糧餅乾 | 五十下 |
| 帶邊白土司 | 七十下 |
| 花生 | 一百下 |
| 香蕉 | 一百下 |

如下表所示，記錄一星期每餐飯的每一口飯或湯的咀嚼狀況，食物要咀嚼到變湯汁再吞下，不可以邊咬邊吞，更不可以邊吃飯邊說話，小口小口吃，養成良好的吞嚥習慣。若是喝湯或喝水，也需要咀嚼二十到三十下讓唾液充分混合後再吞。完成飯菜咀嚼變成湯汁或湯水咀嚼三十下時，就打勾，若是喝湯或喝水則多加個圈。相信一個星期下來，重新感受了食物真正的美味，大家一定會變成真正的美食專家，不再被醬汁與佐料給迷惑了，暴飲暴食造成的胃腸病也一定不藥而癒！

咀嚼習慣紀錄表

①每口細嚼慢嚥（咬到變湯汁才吞下）時，記得心平氣和慢慢用鼻子呼吸。（每一口飯有做到，在格子中打勾）

②當餐若無奶、蛋、麵食、飲料、零食打圈。（例：早餐沒吃奶、蛋……等，把「早」圈起來）

③進食中有喝湯、水，請含湯、水咬30下再慢慢吞下，記得心平氣和慢慢呼吸。（有做到在格子中打圈）

| | | | | | | | | | | | | | | | | | | | | | | | | | | | | | | | |
|---|---|---|---|---|---|---|---|---|---|---|---|---|---|---|---|---|---|---|---|---|---|---|---|---|---|---|---|---|---|---|---|
| 1 | 早 | 1 | 2 | 3 | 4 | 5 | 6 | 7 | 8 | 9 | 10 | 11 | 12 | 13 | 14 | 15 | 16 | 17 | 18 | 19 | 20 | 21 | 22 | 23 | 24 | 25 | 26 | 27 | 28 | 29 | 30 |
| | 中 | 1 | 2 | 3 | 4 | 5 | 6 | 7 | 8 | 9 | 10 | 11 | 12 | 13 | 14 | 15 | 16 | 17 | 18 | 19 | 20 | 21 | 22 | 23 | 24 | 25 | 26 | 27 | 28 | 29 | 30 |
| | 晚 | 1 | 2 | 3 | 4 | 5 | 6 | 7 | 8 | 9 | 10 | 11 | 12 | 13 | 14 | 15 | 16 | 17 | 18 | 19 | 20 | 21 | 22 | 23 | 24 | 25 | 26 | 27 | 28 | 29 | 30 |
| 2 | 早 | 1 | 2 | 3 | 4 | 5 | 6 | 7 | 8 | 9 | 10 | 11 | 12 | 13 | 14 | 15 | 16 | 17 | 18 | 19 | 20 | 21 | 22 | 23 | 24 | 25 | 26 | 27 | 28 | 29 | 30 |
| | 中 | 1 | 2 | 3 | 4 | 5 | 6 | 7 | 8 | 9 | 10 | 11 | 12 | 13 | 14 | 15 | 16 | 17 | 18 | 19 | 20 | 21 | 22 | 23 | 24 | 25 | 26 | 27 | 28 | 29 | 30 |
| | 晚 | 1 | 2 | 3 | 4 | 5 | 6 | 7 | 8 | 9 | 10 | 11 | 12 | 13 | 14 | 15 | 16 | 17 | 18 | 19 | 20 | 21 | 22 | 23 | 24 | 25 | 26 | 27 | 28 | 29 | 30 |
| 3 | 早 | 1 | 2 | 3 | 4 | 5 | 6 | 7 | 8 | 9 | 10 | 11 | 12 | 13 | 14 | 15 | 16 | 17 | 18 | 19 | 20 | 21 | 22 | 23 | 24 | 25 | 26 | 27 | 28 | 29 | 30 |
| | 中 | 1 | 2 | 3 | 4 | 5 | 6 | 7 | 8 | 9 | 10 | 11 | 12 | 13 | 14 | 15 | 16 | 17 | 18 | 19 | 20 | 21 | 22 | 23 | 24 | 25 | 26 | 27 | 28 | 29 | 30 |
| | 晚 | 1 | 2 | 3 | 4 | 5 | 6 | 7 | 8 | 9 | 10 | 11 | 12 | 13 | 14 | 15 | 16 | 17 | 18 | 19 | 20 | 21 | 22 | 23 | 24 | 25 | 26 | 27 | 28 | 29 | 30 |
| 4 | 早 | 1 | 2 | 3 | 4 | 5 | 6 | 7 | 8 | 9 | 10 | 11 | 12 | 13 | 14 | 15 | 16 | 17 | 18 | 19 | 20 | 21 | 22 | 23 | 24 | 25 | 26 | 27 | 28 | 29 | 30 |
| | 中 | 1 | 2 | 3 | 4 | 5 | 6 | 7 | 8 | 9 | 10 | 11 | 12 | 13 | 14 | 15 | 16 | 17 | 18 | 19 | 20 | 21 | 22 | 23 | 24 | 25 | 26 | 27 | 28 | 29 | 30 |
| | 晚 | 1 | 2 | 3 | 4 | 5 | 6 | 7 | 8 | 9 | 10 | 11 | 12 | 13 | 14 | 15 | 16 | 17 | 18 | 19 | 20 | 21 | 22 | 23 | 24 | 25 | 26 | 27 | 28 | 29 | 30 |
| 5 | 早 | 1 | 2 | 3 | 4 | 5 | 6 | 7 | 8 | 9 | 10 | 11 | 12 | 13 | 14 | 15 | 16 | 17 | 18 | 19 | 20 | 21 | 22 | 23 | 24 | 25 | 26 | 27 | 28 | 29 | 30 |
| | 中 | 1 | 2 | 3 | 4 | 5 | 6 | 7 | 8 | 9 | 10 | 11 | 12 | 13 | 14 | 15 | 16 | 17 | 18 | 19 | 20 | 21 | 22 | 23 | 24 | 25 | 26 | 27 | 28 | 29 | 30 |
| | 晚 | 1 | 2 | 3 | 4 | 5 | 6 | 7 | 8 | 9 | 10 | 11 | 12 | 13 | 14 | 15 | 16 | 17 | 18 | 19 | 20 | 21 | 22 | 23 | 24 | 25 | 26 | 27 | 28 | 29 | 30 |
| 6 | 早 | 1 | 2 | 3 | 4 | 5 | 6 | 7 | 8 | 9 | 10 | 11 | 12 | 13 | 14 | 15 | 16 | 17 | 18 | 19 | 20 | 21 | 22 | 23 | 24 | 25 | 26 | 27 | 28 | 29 | 30 |
| | 中 | 1 | 2 | 3 | 4 | 5 | 6 | 7 | 8 | 9 | 10 | 11 | 12 | 13 | 14 | 15 | 16 | 17 | 18 | 19 | 20 | 21 | 22 | 23 | 24 | 25 | 26 | 27 | 28 | 29 | 30 |
| | 晚 | 1 | 2 | 3 | 4 | 5 | 6 | 7 | 8 | 9 | 10 | 11 | 12 | 13 | 14 | 15 | 16 | 17 | 18 | 19 | 20 | 21 | 22 | 23 | 24 | 25 | 26 | 27 | 28 | 29 | 30 |
| 7 | 早 | 1 | 2 | 3 | 4 | 5 | 6 | 7 | 8 | 9 | 10 | 11 | 12 | 13 | 14 | 15 | 16 | 17 | 18 | 19 | 20 | 21 | 22 | 23 | 24 | 25 | 26 | 27 | 28 | 29 | 30 |
| | 中 | 1 | 2 | 3 | 4 | 5 | 6 | 7 | 8 | 9 | 10 | 11 | 12 | 13 | 14 | 15 | 16 | 17 | 18 | 19 | 20 | 21 | 22 | 23 | 24 | 25 | 26 | 27 | 28 | 29 | 30 |
| | 晚 | 1 | 2 | 3 | 4 | 5 | 6 | 7 | 8 | 9 | 10 | 11 | 12 | 13 | 14 | 15 | 16 | 17 | 18 | 19 | 20 | 21 | 22 | 23 | 24 | 25 | 26 | 27 | 28 | 29 | 30 |

要養成良好的飲食習慣，關鍵在於要一步一腳印的練習。我曾經跟一些老師提到，如果在國民義務教育的過程中，每天中午的第一口飯，老師都可以陪著學生好好細嚼慢嚥，仔細品嘗這第一口飯，無論是對身體健康或是課業學習，都會有所幫助。在這過程中，不要急著咬急著吞、不要邊咬邊吞、更不要邊吃邊講話，並且放鬆心情用鼻子呼吸，改變以往吃飯時不呼吸的怪樣子，對於身體健康有更多的加分效果。這樣一來，每一位小朋友不僅都養成了良好的飲食習慣，更可以學會對食物的珍惜與感恩之心。

## 不必飯水分離

現代人因為工作繁忙，吃飯時往往囫圇下肚，連好好咀嚼的時間都沒有，相信很多朋友都是如此。我強烈建議大家再忙也要靜下心來細嚼慢嚥，吃一口算一口，寧可少吃幾口，也不要為了快點吃完整個飯盒而放棄了自己的健康，在細嚼慢嚥的同時將自己的呼吸調勻、姿勢調正、情緒也放下，讓食物被細細咀嚼成湯汁後再慢慢吞下，既能獲得美味也獲得身心靈的健康。

近來「飯水分離」的飲食習慣被大力推廣，推廣者宣稱只要將湯水從飯桌上拿掉，不但能治癒各種疾病，還能減肥、讓皮膚變好、變年輕漂亮，整體健康狀況獲得改善。但關鍵其實在於是否分泌了足夠的唾液協助殺菌、促進消化，當身體有充足的時間消化吸收細嚼慢嚥後的湯水食糜，就不用太在意飯水是否分離。

因此我並不贊成飯水分離，也反對喝精力湯，如果真的要喝精力湯，也要每一口咀嚼三十下以上。事實上，只要是進入口腔的食物都要仔細咀嚼後才可以吞下，關鍵就在唾液的分泌量足不足夠，過程中一定要讓牙齒上下反覆咬磨，然後用鼻子慢慢呼吸。如前所述，吃飯的重點在於是否細嚼慢嚥，從第一口飯開始就要慢慢咀嚼成湯汁再吞。用餐之中的湯、水或果汁，若能含在口中咬二十到三十下，跟足夠的唾液混合後再吞下，就不必講究飯水分離了。

另外要提醒的是，用餐前、中、後喝下大量的湯或水，容易稀釋胃酸，造成消化不良，這是眾所周知卻又視若無睹的。建議吃完飯，只喝個半碗湯或兩三口水漱漱口，迅速降低口中酸性即可，真要喝湯水時也需要咀嚼，以促進唾液分泌。

## 一餐飯該吃多少

一餐飯的分量到底該是多少？營養師建議的量通常都不多，可是為什麼很多人吃很多卻營養不足？姑且不論食物的烹調問題，只單就食物的營養成分而論，其實只要確實的咀嚼，就算飯菜量減少，實際上腸胃消化吸收的量，仍比囫圇吞棗的量還要多，不只可以大幅降低對腸胃的傷害，也可以達到營養師的建議量，因為確實的咀嚼，身體便能吸收到大部分吃進身體的營養。

1. 一餐多大碗？
一餐半小時，每餐吃二十到三十口的分量。

2. 一口飯的份量該多大口？
一般鐵湯匙的平匙，頂多多一倍。

3. 一口飯要咬多少下？
確實咀嚼到飯粒變成湯汁，需要咀嚼三十到五十下，不可以邊咬邊吞，需時約一分鐘。

以上就可以大致估算出一餐的飯菜量，減少浪費也減少支出。外面餐飲店的輕食，事實上就等於一般人一餐的量，每個人差不多吃這樣就夠了。俗話說：「六分飽，多活二十年。」是很有道理的。

## 咀嚼是牙齒清潔的關鍵

我們常看到含有木糖醇的無糖口香糖廣告，強調餐後咀嚼口香糖可以刺激唾液分泌，中和口中酸性，幫助降低蛀牙發生率。咀嚼無糖口香糖，確實能促進病人養成良好的咀嚼習慣，特別是發育期的兒童，若適度的咀嚼無糖口香糖，有機會促進顎骨發育，可能降低未來因牙齒擁擠而需要矯正的風險，且對於降低餐後口中酸性確實有益處。不過如果可以養成正確的咀嚼習慣，在用餐時就降低口內酸性，而不是藉由其他額外的工具，不是更好嗎？

有口呼吸習慣的人，吃飯時會將嘴巴張開，嘴唇無法摩擦牙面，進行自體清潔，且因需要換氣，會急著想將食物吞下，結果就跟邊吃飯邊說話一樣，唾液分泌不足，無法抑制細菌、保護腸胃。如果加上狼吞虎嚥，不僅沒有確實將食物

**食物咀嚼次數表（以每 10g 為單位）**

| | 50次以上 | 70次以上 | 90次以上 |
|---|---|---|---|
| 咀嚼次數 | 香蕉、布丁<br>白蘿蔔、豆腐<br>米飯、漢堡、熱狗 | 秋刀魚、牛排 | 法國麵包、花生 |

咀嚼，也減少了唾液的分泌，喪失口中自然中和的機會，進而造成腸胃負擔加重。因此良好的咀嚼習慣能讓牙齒進行自體清潔，牙齒磨碎食物，食物同時也在摩擦牙齒，通常牙齒與周圍組織比較乾淨，反之則容易藏汙納垢。

## 喝水是預防蛀牙最簡單的方式

現代人有兩個關於喝水的大問題：第一個是水喝太少，腸胃不好的人喝水更少，口內酸性自然容易偏高，口腔與肺部疾病自然也會比較多；第二個是水喝太急，俗話說「滴酒傷肝，斗酒傷胃。」斗水也會傷胃，喝水時一飲而盡咕嚕咕嚕地喝，大量的水沖刷胃壁，胃酸便會急著分泌，不僅對於水分的補充沒有幫助，更會影響腸胃健康。飯後亦不可立刻刷牙，宜先以水漱口，讓口中酸鹼值回復中性。或含一口水咬一咬，和唾液混合後再吞下去，可以中和口中酸性，降低牙齒酸蝕風險。建議每小時含一口水，輕輕咬十到二十下後慢慢吞，順便提醒自己放輕鬆。

食用甜食或有黏性的食物，平常沒有做好牙齒清潔的工作導致牙齒表面有牙垢，則蛀牙的可能性更會大大增加。口內酸鹼值在 pH 5.6 以上，也就是口內酸鹼值接近中性時，口水會有足夠的鈣與磷提供牙齒自我修復的能力，所以盡快讓口內酸鹼值恢復接近中性，是減少蛀牙的不二法門，因此經常喝水、正確喝水與每日定時做好牙齒清潔工作，千萬不可馬虎。

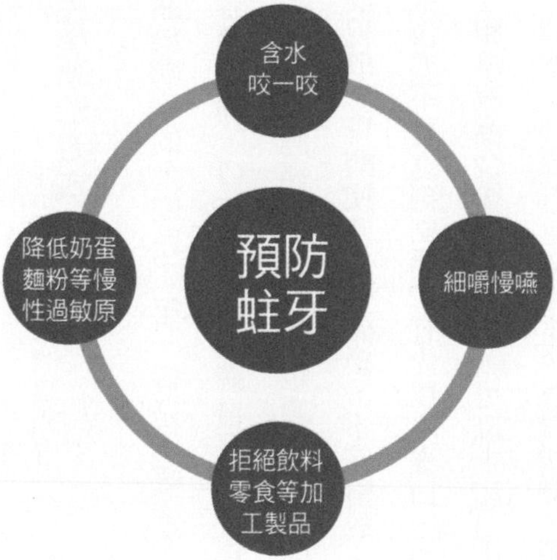
含水
咬一咬
降低奶蛋
麵粉等慢
性過敏原
預防
蛀牙
細嚼慢嚥
拒絕飲料
零食等加
工製品

## 預防蛀牙的方法：飲水加入氟化物的爭議

臺灣幾乎家家戶戶都在頂樓設有水塔，可是經過日晒後水氣蒸發，氟化物濃度會偏高產生毒性，所以在飲水中加氟的政策無法施行；國外則是因為人權問題，也逐漸停止此一作為。

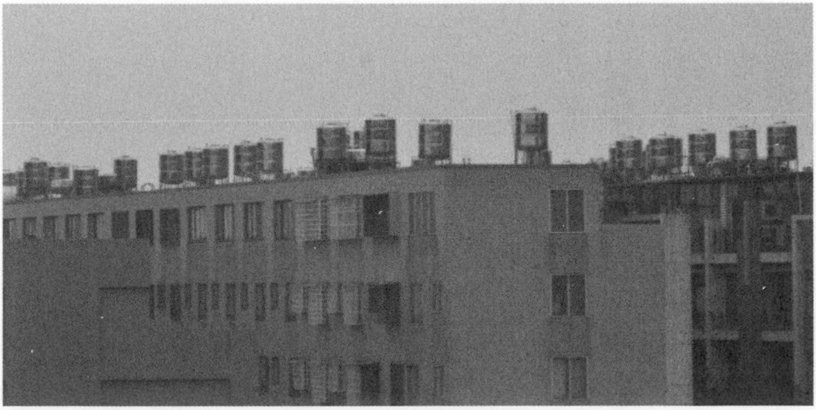

臺灣水塔置於樓頂，高溫日晒造成氟化物濃度過高

# 1-4 牙齒蛀了怎麼辦？

❶初期的牙齒咬合面齒溝隙脫鈣與變色

建議使用齒溝隙封填劑做齒溝隙的封填即可，齒溝隙封填劑內含足夠的氟化物可以讓脫鈣後的齒質回復到足夠堅硬的狀態，不用急著修補牙齒。

❷咬合面蛀牙或剛侵犯到象牙質的小蛀牙

需要挖除牙齒蛀蝕部位，並做填補，採用的材料以複合樹脂為最佳。

❸超過臨接面寬度一半以上的牙縫蛀牙或侵犯到咬頭的蛀牙

這時無法用填補的方式恢復牙齒原來的外型，加上臨接面剩餘的牙齒可能已經不夠堅固，建議使用冠蓋體或牙冠的方式恢復牙齒外型及功能。

## 牙齒蛀了怎麼辦?

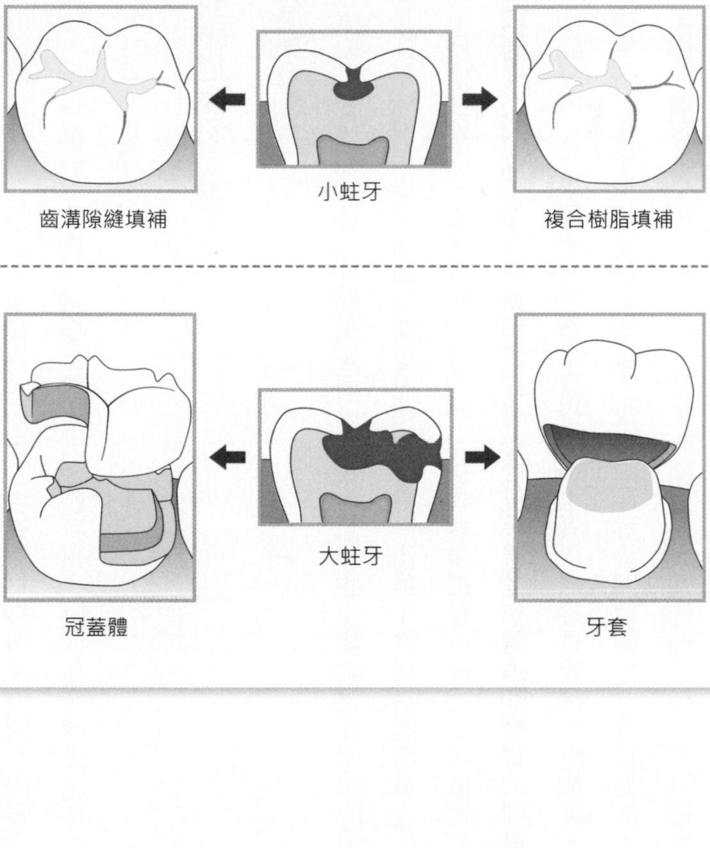

## 補過的牙齒更容易蛀牙

原先的牙齒是一體成形的，但補過的牙齒因填補的材料與牙齒間有肉眼看不到的微小縫隙，所以補過的牙齒一定要比健康的牙齒花更多時間做好清潔工作，也要更注意飲料、零食的攝取量。

# 蛀牙蛀到神經痛怎麼辦？

## 為什麼要根管治療？

根管治療是牙齒因蛀牙、外傷或牙周病導致內部牙髓組織病變時所做的治療；治療目標為恢復牙根尖周圍組織的健康並保留牙齒。治療步驟包括清除發炎或壞死牙髓組織（俗稱抽神經）或舊有根管填充物、擴大清潔根管系統及完成根管充填。若牙髓組織病變而未及時接受根管治療或原處置根管遭受細菌再度感染，則可能導致疼痛、牙齦腫脹、牙根周圍骨質發炎缺損，嚴重者可能導致蜂窩性組織炎、骨髓炎等。若病變的牙齒無法接受根管治療，拔牙則為解決問題的另一替代方法。一般醫師會在確認牙齒疼痛是因為蛀牙蛀到神經而產生永久性的破壞後（不可逆牙髓炎或牙髓神經壞死），才會進行根管治療，少部分是因為牙齒咬裂、牙根蛀牙、根管治療不完全，或搭配假牙及牙周病治療而作積極性的根管治療。

## 根管治療完為何要製作假牙？

根管治療後的牙齒，牙齒結構已遭破壞，若治療後沒有加上任何保護措施或只是填補起來，很容易在咀嚼時由於咬合的施力，導致牙齒裂開，一旦牙根斷裂便會因強烈的疼痛而無法再發揮咀嚼功能，唯一的解決辦法是拔除，然而卻會導致缺牙。每顆牙齒對健康來說都是牽一髮動全身的重要螺絲釘，中空的牙齒需放置柱心以做為紮實的地基，最後再冠上假牙保護以恢復咀嚼功能，以免咬裂。

## 蛀牙蛀到神經痛怎麼辦?

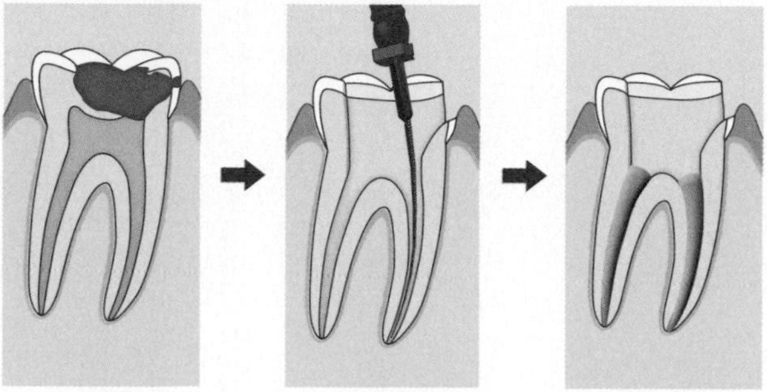


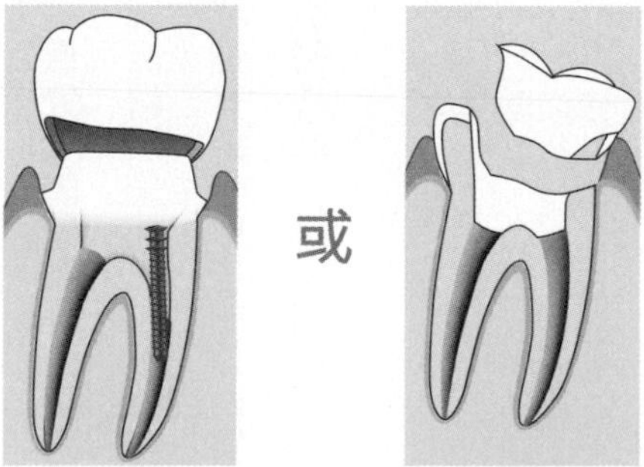

part 2

# 有牙周病
# 就可能有鼻炎！



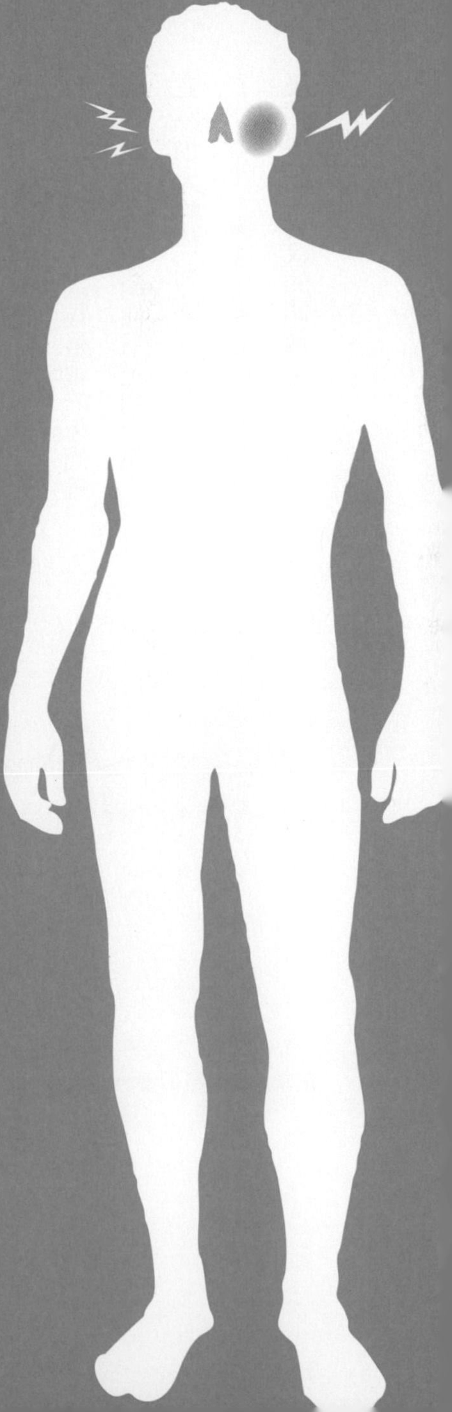

有位病人長期為牙周病所苦，在某次定期回診時，他太太提到他晚上睡覺時打鼾嚴重得像是在「打雷」！到大醫院做檢測，確認為睡眠呼吸中止症，經過耳鼻喉科醫師施行止鼾手術後，不僅晚上睡覺打鼾的狀況改善，可以一覺睡到天亮，人也變得有精神了。最特別的是，以往回診被我千叮嚀萬囑咐要改善的口腔衛生變得好了很多，牙齦不紅不腫了，以往嚴重的牙周病症狀，在施行手術使氣道暢通後，竟然也大幅得到改善！其實，除了打鼾外，過敏性鼻炎也是影響呼吸、導致牙周病的關鍵！

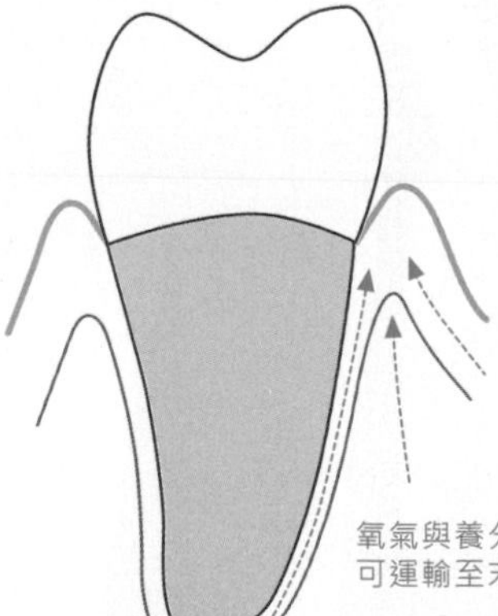


正常牙齒氧氣與養分充足

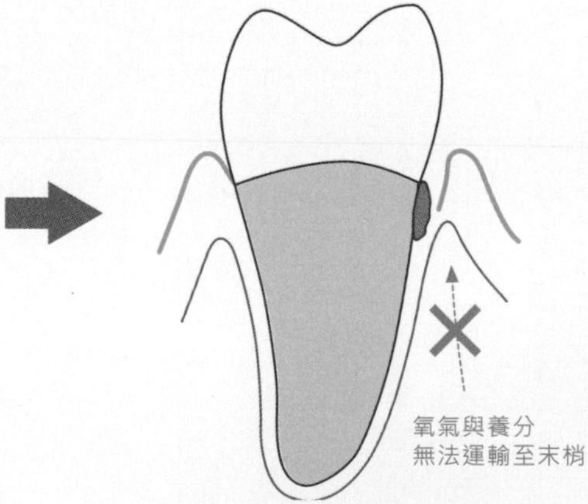


牙結石造成氧氣與養分供給不足

牙周病是厭氧細菌（沒有氧氣才能生存的細菌）破壞牙齒周圍組織所造成的疾病，而厭氧細菌之所以產生，是牙周組織提供了厭氧細菌可以生存的環境，且身體的免疫能力不夠，無法抑制這些細菌的生長與破壞。

每個人每天都要說話與吃飯，口腔內無時無刻都充滿著氧氣，為何牙齒周圍的牙周組織還會產生沒有氧氣的環境讓厭氧細菌有生長的空間？首先是清潔工作沒有做好，造成食物殘渣與牙結石堆積在牙齒與牙齦交界的牙齦溝上，不僅讓牙齦溝無法接觸到空氣，更因此滋生更多的厭氧細菌。從另外一個角度來看，牙齦溝有來自牙周組織血液供應的免疫細胞保護，血液也總是攜帶著足夠氧氣與養分來滋養牙周組織，當牙齦溝有厭氧細菌大量生長時，也間接表示牙周組織的微血管未能提供充足的氧氣與養分，若再加上人若是過度勞累導致免疫系統功能低下，無法抑制病菌生長，牙齦溝內外交迫，導致牙周組織受到厭氧細菌的破壞，就會產生牙周病。根據臨床經驗，牙周病的發生還與下列原因有關。

# 2-1 有鼻病，牙齒當然不好

有一位近四十歲的男士前來求診，說自己蛀牙很多，我看了牙齒與X光片，發現他牙齒長得亂七八糟，而且齒色偏黃，口內酸性偏高，不蛀牙也難。不過最引起我注意的除了牙齒排列不整齊外，牙弓也相對較小，我直接問患者：「你鼻子一定不好，對不對？」患者驚訝說：「醫師你怎麼知道？」於是我為他拍攝X光片以便觀察，果真發現患者鼻道狹小。我對他解釋，鼻道狹小起因於上顎骨發育不良，可能從小就有鼻子過敏問題，因此養成了用嘴巴呼吸的習慣，而且吞嚥異常也會造成牙齒排列不整齊。才說完，只聽到患者直說，難怪他長年看耳鼻喉科都沒有辦法改善鼻子的問題。但由於患者已經過了顎骨最佳撐開的時期，因此利用牙周病治療與定期檢查來延緩口腔的問題。

前面提到齒列不整必有原因，扣除掉少部分遺傳問題外，主要是受到口呼吸與吞嚥異常兩大不良習慣所影響，其中將口呼吸改變成正常鼻子呼吸是矯正病人要克服的第一個難題，不要說別人，光是我個人與七歲大的女兒，就都花了一個多月才慢慢將習慣改變過來。為何會這麼困難呢？難道不是多提醒就可以做得到嗎？其實不然，這就跟左手寫字要改成右手一樣，因為這不是光意識到就可以改變的問題，長時間以嘴巴呼吸所造成生理、結構與習慣上的改變，不是一朝一日可以扭轉過來。光是改成以鼻子呼吸的習慣，沒有兩三個月的時間是很難做到；習慣改變後，生理與結構的改變也會緩慢進行，快則半年，長則一年以上才有機會看到成效。

## 口呼吸的特徵

女兒一出生，所有的親朋好友都說簡直是我的模子印出來的，雖然很得意，可是當我開始了解口呼吸與吞嚥異常對健康影響的問題時，才驚覺女兒不僅僅長得像我，恐怕還跟很多過敏的小朋友一樣都用嘴巴呼吸。

口呼吸似乎是現代人的通病，該如何注意到自己或家中兒童有口呼吸的症狀呢？藉由簡單的診斷表格，可以協助自己發現是否有口呼吸的習慣，慢慢從中找出可以幫助自己改善口呼吸的方式。以下就是口呼吸的自我檢查表，勾選的選項越多，表示口呼吸的狀況越嚴重！

# 口呼吸自我檢查表

| | | |
|---|---|---|
| 臉部症狀 | 嘴巴習慣開開 | |
| | 嘴唇乾燥 | |
| | 黑眼圈、眼神疲倦 | |
| 功能異常 | 含一口水時不容易用鼻子呼吸 | |
| | 鼻翼無法自主擴張 | |
| | 鼻子吸氣時有水聲 | |
| 口腔症狀 | 牙垢較多／齒色偏黃 | |
| | 牙齦炎或牙周炎 | |
| | 暴牙／牙齒排列不整 | |
| | 牙齒側面磨耗或咬合面咬耗 | |
| | 起床喉嚨乾／噁心想吐 | |
| | 夜間磨牙 | |
| 生活習慣 | 常說話、說話急、說話時間長 | |
| | 過度運動 | |
| 氣道診斷 | 鼻子過敏 | |
| | 彎腰駝背 | |
| | 鼻孔狹窄 | |
| | 打鼾 | |

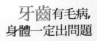

## 形成口呼吸的原因

會需要用嘴巴呼吸，最早的原因不外乎是因為鼻子無法呼吸，鼻子進氣量不足，自然使用嘴巴協助呼吸，最後又因為嘴巴呼吸方便，所以時間久了就習慣用口呼吸了！而鼻子無法呼吸的原因，可以簡單分成鼻道太狹窄與鼻子發生過敏現象兩種。

### 鼻道狹窄不好呼吸

鼻道狹窄的第一個原因是小時候趴睡的結果。趴著睡，會讓數公斤重的頭顱壓著顎骨，導致上下顎骨發育時橫向擴張的力量不足，鼻道最後變得比較狹窄，而用口呼吸除了變成習慣之外，也會因為在吸氣的過程中空氣對口腔內的上顎位置產生風吹的壓力，進一步將上顎後緣往上推升，間接擠壓鼻道，可能產生鼻道下方的壓縮，也可能進而造成鼻中隔彎曲等問題，最後都是讓鼻道更難通氣，最後變得只能用嘴巴呼吸。

還有個影響顎骨發育的主要原因是咀嚼習慣的改變。現在的孩子一方面因為食物精緻化，每天盡是漢堡、麵包與麵食，一方面是飲料零食與甜點的過度食用，影響正餐且容易讓身體營養失衡，結果小朋友都不大需要咀嚼，牙齒沒有承受足夠的力量，顎骨因此發育不理想，最後因為沒有足夠的骨頭空間作為牙齒生長的基地，長出來的牙齒東倒西歪很不整齊，這更加深了咀嚼的困難度，當然也讓顎骨的發育更加不足。

在美國，小朋友五個月的時候需要做嬰幼兒健康檢查，護士會檢查小朋友會不會咬東西，如果是東方人就練習咬豆腐或馬鈴薯，如果不會咬的話，就會把小朋友留下來照顧練習咬東西，練習到會咬，醫生確認小朋友會咬了，小朋友才可以回去。這是因為顎骨的發育在一歲之前就開始了，若一歲之前沒有足夠的咀嚼協助顎骨發育，未來就容易造成顎骨狹窄。為了避免日後顎骨發育不良，所以要從小養成良好咀嚼習慣。

## 鼻子過敏不好呼吸

另一個造成鼻子不通的原因是因為鼻子過敏。產生鼻子過敏的原因很多種，相信已經是目前所有小朋友家長心裡的痛，別人不說，我自己的女兒就是過敏兒。我太太從小很細心的幫寶貝女兒清洗並曝晒被單，花了不少錢買很好的吸塵器定期吸被單，目的都是為了減少塵蟎，希望女兒不再過敏。當然，如大家的心得一樣，效果都是枉然的！最後，只好從食物過敏原開始下手，少喝牛奶、少吃麵粉與少碰飲料零食，一直到念幼稚園，每天只能看別的小朋友吃盡山珍海味。我女兒算乖，願意吃媽媽為她準備的營養餐點，有效果，少蛀牙也少生病，只是過敏的問題依舊，直到逐步開始針對口呼吸與異常的吞嚥習慣作調整，才終於很少聽到她沉睡時的打鼾聲。

傳統中醫認為鼻病都是腸胃的病徵，所以鼻子不好或多或少跟胃有關。臨床病例也常可以看到鼻子不好的患者往往蛀牙率偏高，當然牙周病比例也更高；此外，鼻子不好，吸氣不足，造成身體血氧量偏低，會嚴重影響兒童腦部的發育，成人則容易疲倦、想睡，造成學業成績或工作效率低落。有些家長經常錯怪孩子不肯用功，其實有時是疾病導致的問題，而不是孩子的心態問題。孩子若有過敏症狀，應盡快就醫改善，否則可能影響未來的成就，家長千萬不可輕忽。

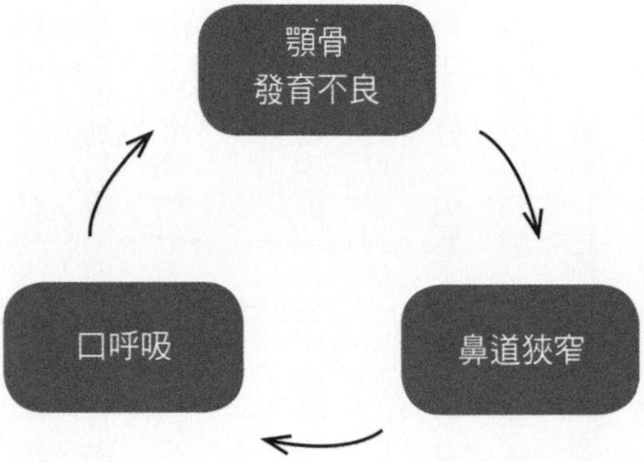


正確的舌頭位置

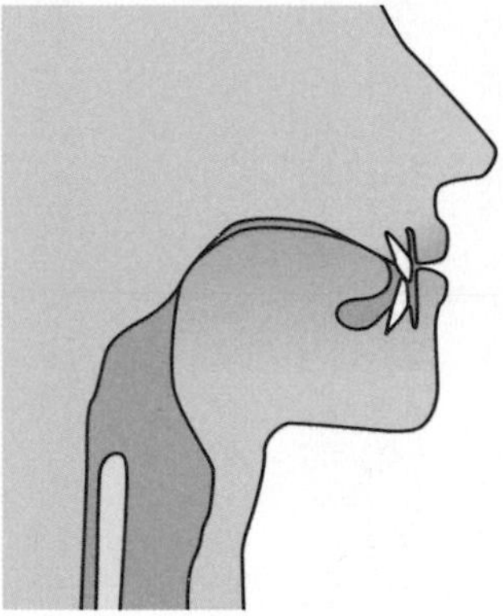

舌頭可以碰到上顎

用口呼吸者的舌頭容易出現的位置

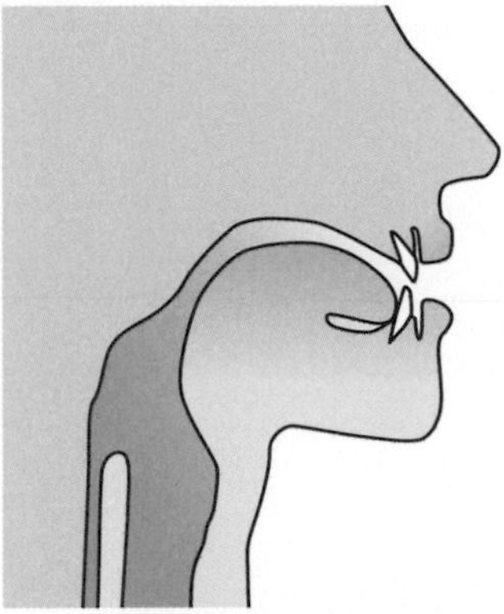

舌尖碰到前齒內側

用鼻子呼吸與用嘴巴呼吸時的舌頭位置

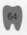

## 口呼吸的方式會加重口呼吸的習慣

正常用鼻子呼吸時，嘴脣是輕輕閉著且舌頭輕輕頂著上顎，這動作可以促進上顎骨橫向發育與協助鼻骨往前挺出。若是因為鼻道狹窄或是鼻子過敏的問題，導致用口呼吸，嘴巴需要常常張開，最後造成上下門牙周圍的嘴脣肌肉鬆弛、收縮力量變差；另外為了維持氣道暢通，小朋友會嘴巴開開把舌頭靠著下排門牙，一方面嘴脣閉的力量因為口呼吸而喪失，讓舌頭不自覺往前移動將牙齒往前推動造成暴牙影響美觀，更重要的是減少讓上顎骨橫向擴張與鼻骨前挺的力量，等於減少鼻道左右擴張的機會，另一方面用嘴巴吸氣，會讓空氣衝擊上顎，導致上顎骨頭往上移動，等於往上壓縮了鼻道的高度，讓鼻子的通道更加窘迫，更不容易用鼻子呼吸，最後只好加重用嘴巴呼吸的習慣，又更加重顎骨狹窄的惡性循環。另外，口呼吸還會引起對上對下的感染，由於少了鼻道的過濾，對下易引起肺的感染，對上則是鼻腔感染，然後引起鼻塞、鼻涕而不利呼吸，又是另一層的惡性循環。

## 口呼吸對身體的危害

現在家長都希望小朋友臉有一張秀氣的瓜子臉，而實際上看到大部分的小朋友，臉型也大都窄窄小小，男生臉型像女生，女生臉型則是顯得纖細，這樣美麗外表的背後可能隱藏著大問題，首先是鼻道可能狹窄而需要用口呼吸，其次是牙齒咀嚼的效率變差，都會對身體造成不良影響。

口呼吸造成的影響不僅僅在臉部外型的改變，更多的是對整個身體的傷害。從我多年門診經驗，發現目前的青少年有著共通的問題，就是用口呼吸與甜食攝取過量，兩者都嚴重影響到孩子的身體健康，後者造成骨質密度異常，而前者則是每個人健康的大敵。

## 容易導致蛀牙及牙周病

用口呼吸的最大特徵，就是一臉的倦容與黑眼圈，明明沒有很忙，但總是喊累，總是沒有精神。口呼吸時，雖然吸到肺部的空氣量不少，但是因為沒有經過鼻腔的溼潤、溫熱與過濾，讓乾燥、低溫與骯髒的空氣直接進入到肺部裡，導致可以進入身體的氧氣含量較低，最後造成牙周病、慢性疾病等缺氧問題；另外口呼吸因為沒有經過鼻道與扁桃腺兩道關卡過濾病菌，不僅容易出現吸入性肺炎，甚至容易讓病菌直接侵入淋巴系統，助長異位性皮膚炎等自體免疫疾病的發生；對於口腔衛生來說，口呼吸容易讓口腔內過於乾燥，且病菌直接進入口中如入無人之地，加上唾液的量減少無法協助殺菌，不僅僅牙垢會比較多，且因為牙垢多與病菌多而容易助長蛀牙與牙周病等口腔疾病。所以整體來說，口呼吸不僅僅是疲倦、勞累等身體缺氧症狀的主因，更是口腔與身體健康的嚴重殺手！小朋友發育不良影響學業，大朋友則是小病大病不斷，若是工作或生活壓力大，更是致癌的關鍵原因。

## 打鼾

慈濟醫院大林分院發表長達十年「睡眠呼吸終止症增加中樞神經系統癌症發生率」的長期追蹤研究，發現有睡眠呼吸中止症的成年人，發生惡性腦瘤機率比一般人高出一．四七倍，這是因為腦部是需氧量很高的器官，而睡覺時打鼾等於是呼吸中斷造成身體缺氧，長久下來就容易增加罹癌機率。

出現打鼾的關鍵原因主要是位在咽喉位置的氣道狹窄。這肇因於長時間口呼吸的習慣，一來長期缺氧導致身體肥胖，氣道空間被擠壓，一來已經習慣嘴巴張開呼吸，導致晚上睡覺下顎不自覺張開，加上舌頭受重力影響而往下沉，最後造成氣道壓縮而出現打鼾的現象。吞嚥異常的習慣也是造成打鼾的主要原因，一來舌頭長時間過度用力而變得肥大，睡覺時變得容易壓迫氣道，一來則是舌頭張力改變，導致睡覺時舌頭的位置容易後縮。

牙科一般會製作止鼾器給病人配戴，但我考慮到止鼾器價格較高，也會建議病人配戴價位稍低的吞嚥訓練器搭配嘴巴貼膠帶；耳鼻喉科通常是以外科手術的方式增寬咽喉的氣道，各大醫院睡眠呼吸中心也有相關專業的檢查與治療，不過這些措施之外我還是提醒讀者任何疾病還是要從根源解決問題，建議多深呼吸與快步走，協助重量減輕，盡量改變用口呼吸與異常吞嚥的習慣，才有機會徹底改善打鼾的問題，並減少打鼾對身體的危害。

## 吞嚥異常

鼻道長期狹窄會造成咬合異常。例如戽斗的下巴大、上顎窄，暴牙的上顎窄、下顎更窄，窄會造成咬合異常，吃東西就會不想咬，間接影響顎骨生長、臉型、牙齒排列、咀嚼效率，顎骨發育不好，鼻子就不好，不得不用口呼吸。而口呼吸就會造成舌頭跟嘴唇的問題、鼻道狹窄的問題，又進一步導致不想咬、鼻道更差，造成顎骨發育不良的惡性循環。

## 現代男女常見的睡眠問題

男性容易因為工作勞累、口呼吸與吞嚥異常習慣，晚上睡覺出現打鼾症狀，打鼾後等於呼吸中止，身體缺氧，然後開始肥胖，肥胖後卻因為不容易運動而更加肥胖，更加肥胖導致打鼾更加嚴重，就這樣惡性循環下去。奇怪的是，男生大都晚上睡得好，但其實是有點像缺氧昏迷一樣，雖然睡著了，卻十分淺眠，實際上也是睡得不好。

而女性則因為心思細膩，晚上較不容易入睡，睡不好，精神壓力更大，導致變得更加煩惱，也因此更不容易入睡，身體因此消瘦，白天更加勞累，體力更無法維持。

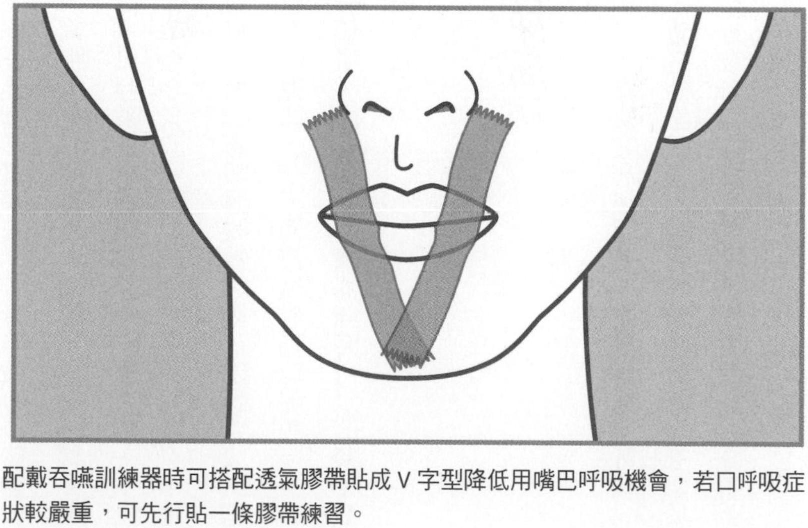

配戴吞嚥訓練器時可搭配透氣膠帶貼成 V 字型降低用嘴巴呼吸機會，若口呼吸症狀較嚴重，可先行貼一條膠帶練習。

如果以成長發育的角度來看，用口呼吸的影響更加深遠，用口呼吸的小孩子，嘴巴習慣張開，嘴唇周圍協助閉嘴巴的口輪匝肌長時間會失去張力，且為了讓空氣在口腔中流通，舌頭被迫放在下排牙內側，更容易導致吞嚥異常的不良習慣，不僅僅影響臉型，而衍生更多口腔與身體的問題。

在口呼吸與吞嚥異常的不良習慣已經有初步的認知與改善之後，建議可使用專業的閉口與吞嚥訓練器，這是屬於醫療層次的做法，一方面持續改善口呼吸，一方面可以讓舌頭與臉部肌肉適應正常的吞嚥習慣，而特製的訓練器同時可以改善牙齒排列，在矯正的治療過程中是個不可或缺的利器。

## 2-2 吃太快、持續講話容易得牙周病

現代人因為工作或課業繁忙而身不由己，吃飯時忘了呼吸、走路時忘了呼吸、工作時忘了呼吸，連睡覺時都因為打鼾而暫時停止呼吸，身體等於無時無刻都處於缺氧狀態，只能用最低的本能生存，有點無奈，也有點可憐，最後不僅造成身體免疫力低下，也形成各種特殊的文明病。

以吃飯為例，現在的人往往急著咬也急著吞，吞嚥時氣道必須蓋住，以隨時準備讓尚未充分咀嚼的食物吞入食道，等到食物吞下後，又急著在吃下一口飯菜的空檔用嘴巴吸入寶貴的空氣，然後又是急著咬急著吞，這樣的情形跟吃很大一口卻邊咬邊吞是一樣的。因為在進食時，氣道會禮讓食道，以利食物通過，所以吃飯時幾乎等於是一直憋著氣，吃完飯身體的血氧量降低，腦部一缺氧自然容易昏昏欲睡；要知道人體所需的氧氣有二十五%以上為大腦所用，原因就在於大腦是生命中樞，不能因為進食而將氧氣禮讓給消化器官，但現代人太過忙傛，不僅因進食的習慣異常導致身體缺氧，甚至還邊吃邊講話，等於是邊吃飯邊吐氣，加重了缺氧的情形，因此餐後想睡覺還算好的，只怕有不少人是缺氧缺到快昏迷了。

除了吃飯時總是急著咬急著吞，你不妨想像一下，走在路上急促呼吸的匆忙行人、捷運車廂裡擠成一團搶著呼吸的

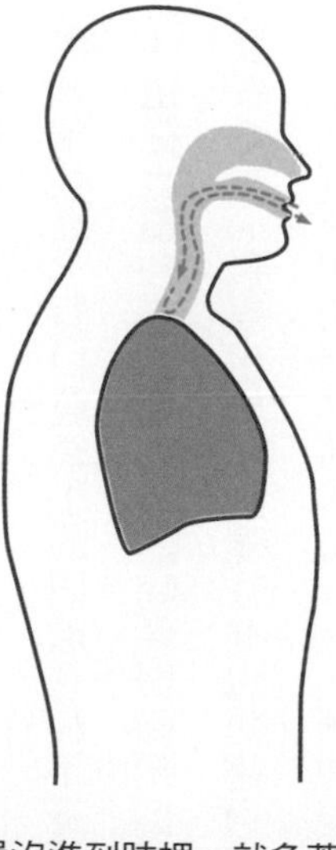

空氣都還沒進到肺裡，就急著說話

的焦慮乘客、總是屏氣凝神關注著電腦螢幕的上班族，是不是都幾乎忘了好好呼吸？缺氧的情況下，不正給了厭氧的牙周病細菌發展的條件嗎？

我有很多病人是老師，老師通常自我要求較高，對口腔衛生的照顧往往不是清潔不足，反而刷牙過度的狀況比比皆是，這從大部分老師都有牙齒咬耗與齒頸部磨耗可以看得出來。絕大部分的老師不僅責任感重，對學生無私的愛往往也遠超過自己身體的負荷，沒時間吃午餐也導致腸胃不好甚至胃食道逆流的職業病，所以老師的牙齒顏色常因酸蝕而偏黃，間接導致牙齒容易咬耗與磨耗。但長久下來卻發現老師患牙周病的比例也較一般民眾來得高，經由長期大量口腔X光片的觀察，我發現這與老師的工作性質有很大的關係。

首先是環境缺氧，老師在教室上課時，需要跟眾多的學生分享教室那些僅有的空氣；其次是呼吸較淺，老師因為需要持續性的講課說話，甚至被迫過度用力將話說得更大聲，空氣常常還沒有吸到肺部，就跟著講課的話語從老師的嘴裡出來，且被迫用口呼吸，造成進入肺部的氧氣不足和交換率降低；第三個原因是老師特別有責任感，心理壓力讓身體裡面的氧氣消耗得特別快，供給不足又消耗過快，因此老師較一般人容易得到牙周病。

## 2-3 現代人普遍缺氧

將對老師的觀察移到一般病人身上，赫然發現缺氧竟已是普遍的問題，不管是鼻子過敏，還是睡覺打鼾，一吃飽飯就想睡覺，在在都顯示缺氧問題已充斥你我的生活。中華民國能量醫學會研究報告顯示，所有疾病都源自缺氧與高度酸性，譬如當肺部功能低下或氣體交換率下降時，由於代謝後所產生的二氧化碳無法排出而滯留於細胞內造成血液酸性化，久而久之，營養吸收不良和氧氣不足，細胞或組織本身的功能日益衰退，很多局部的器質性的慢性病和各種症狀乃逐漸地呈現。

那麼，缺氧問題究竟是怎麼造成的呢？身體的氧氣跟養分一樣，也有供給與消耗的對應關係。以養分為例，運動量大的人，需要攝取比較多的養分以維持體能，養分不足則運動表現不佳；相對的，缺乏運動的人若攝取了過多的養分，可能會造成肥胖，而養分缺乏時，則容易疲勞或生病。以下就氧氣的供給與消耗兩方面說明。

## 氧氣的供給

### ❶ 地球的氧氣含量降低

供給不足：雨林破壞，樹木大量砍伐，無法供給足夠氧氣。

消耗過量：人口擁擠與工業革命導致氧氣消耗量大增，間接導致溫室效應與環境汙染。

### ❷ 生活環境缺氧

現代人不僅僅處於都市叢林，連工作環境都在高樓大廈裡，生活空間狹小且長時間處於辦公室等密閉環境。每天待在冷氣房裡的上班族（不通風），開車的司機（車子內空氣量少加上開車時大腦耗氧量高），煮菜的廚師（燒烤店與廚房經常不夠通風，明火更會嚴重燃燒氧氣），還有時時要開會、聽演講與上課的民眾或學生（大家搶空氣吸），再想想搭捷運、公車人擠人時，大家可以分到多少氧氣？

### ❸鼻子過敏、氣道狹窄

空氣進入人體的第一個通道是鼻子，只是現代人鼻子過敏多而改用口呼吸的比例高，喪失鼻子溫暖、潮溼和過濾的功能，導致乾燥、低溫且骯髒的空氣直接進入肺部，造成氣體交換率降低。或是肥胖、口呼吸等原因造成氣道狹窄，導致睡覺打鼾，嚴重時甚至有呼吸中止症。凡此都使得氧氣進入身體的供給量不足。

### ❹呼吸淺且常常彎腰駝背

現代人因為繁忙與焦躁，甚至因為氧氣不足而形成呼吸淺、呼吸急的狀況，空氣才從鼻腔吸到氣管，尚未進入肺部就被吐出。彎腰駝背限制了肋骨的擴張，導致平常的肺活量過低。

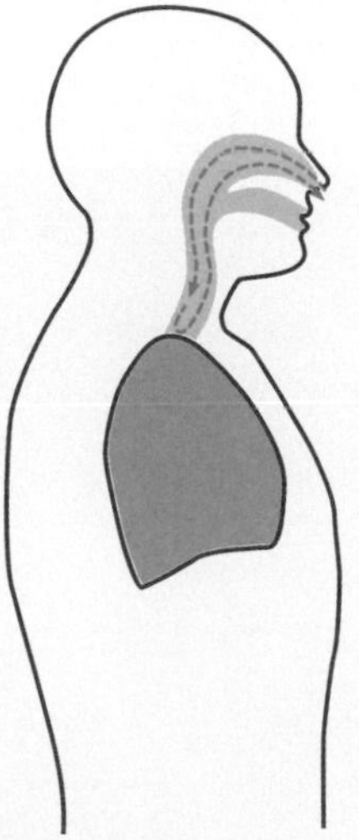

呼吸太淺使得氧氣尚未進到肺部就被吐出來

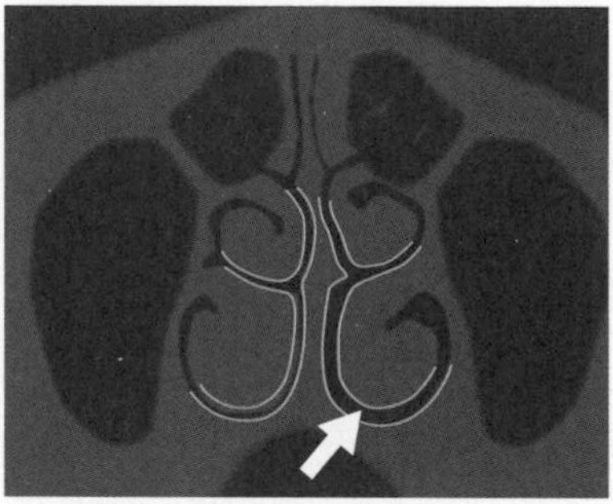

較窄的鼻道

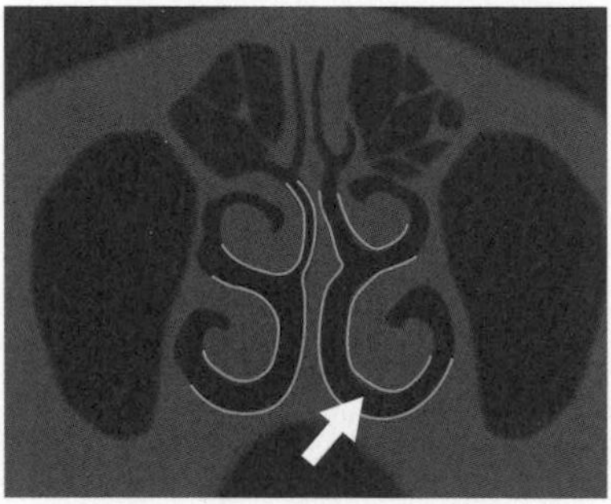

較寬的鼻道

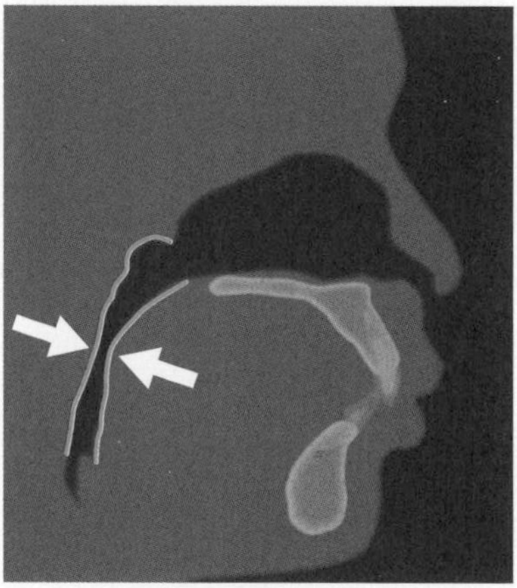

較窄的氣道

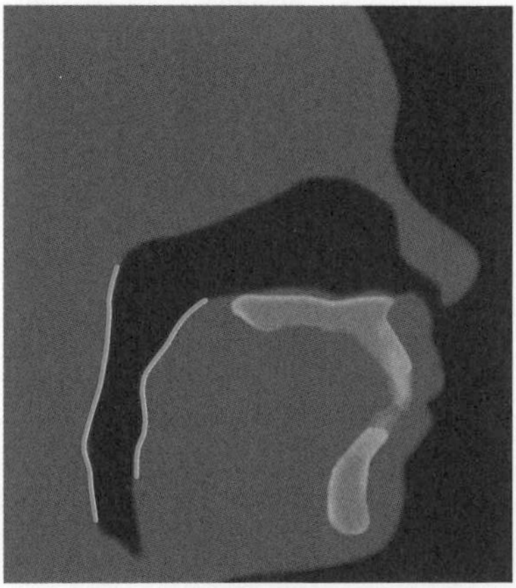

較寬的氣道

## ❺ 抽菸

抽菸除了會導致呼吸道與心血管疾病外，也會造成身體缺氧，因為抽菸時產生的一氧化碳會搶先跟血紅素結合，結果造成身體血氧量大幅降低一半以上，且抽菸容易造成口呼吸習慣，加上菸垢就如同沙塵暴般覆蓋在肺泡上導致肺泡堵塞，妨礙空氣進入肺泡的路徑，更大幅度降低氧氣進入肺泡內微血管的比例。

## ❻ 血紅素不足

氧氣進入肺泡微血管後，要依靠運輸工具將氧氣送到各組織，血紅素就像血管裡運送氧氣的卡車，而貧血、營養不足（特別是缺乏鐵質）等就會導致血紅素不足的問題。女性經期來時容易發生牙周病，除了賀爾蒙改變的原因外，大量血紅素流失也是其中的關鍵。

## ❼ 末梢血液循環不良

馬路開好了卻許久未用，荒煙蔓草就會將馬路蓋住，同樣的，微血管會因為身體缺乏運動或過多重金屬的累積，使得血液循環不暢通，導致血紅素無法通過。牙周病就是典型的末梢血液循環不佳造成的疾病，與其說牙周病會造成身體其他很多的慢性疾病，不如說是缺氧與缺乏適當運動造成身體的大部分疾病。

## ⑧細胞的發電廠無法維持效能

缺氧太久、嚴重營養不良或過度食用飲料零食造成酸性體質，細胞中產生能量的粒線體就可能損壞，進而造成細胞整體的壞死。就牙齒而言，長期缺氧會引起牙齒周圍骨細胞的壞死，造成骨質流失或骨質疏鬆，這時缺氧問題已十分嚴重，身體各部位當然也會隨之產生許多疾病。所以說，牙周病可以說是身體內部各種疾病的表徵，一旦有牙周病發生時，就需要澈底檢查身體各個器官組織，以確定原因，並盡快改善。

## 氧氣的消耗

牙醫師觀察病人牙齒的色澤與外形，能在第一線察覺現代人的缺氧問題。現代人氧氣供給不足，偏偏消耗更多，這就是形成口腔與身體疾病的首要原因。肥胖是耗氧的關鍵因素，肥胖與缺氧有如狼狽為奸，造成惡性循環：脂肪堆積需要大量的有氧呼吸來消耗脂肪，氧氣消耗過快，導致身體進行無氧呼吸，又被迫囤積脂肪，所以有氧運動是改善肥胖的關鍵。

## ❶人忙

星期一到星期五上班已是每個人的本分，但現在的臺灣人為了拚經濟，凡事都以經濟成長為目標，所以責任制與不斷加班讓大家都喘不過氣來。

## ❷心忙

星期六、星期天休假，沒做事也覺得忙，這是因為身體的自動導航系統——自主神經，會自動讓身體隨時處於動員狀態，用應付平常過大工作壓力的狀態來應付休假日的活動，會使交感神經亢進，血管收縮，身體覺得更累（消耗氧更多）。「閒不下來」就是典型的心忙症候群。

### ❸煩惱忙

焦慮、憂心，煩惱自己不該煩惱的，囉嗦自己不該囉嗦的，結果只是自尋煩惱、杞人憂天。煩惱需要大腦大量的工作，就需要消耗大量的氧氣，而消耗氧氣時，需要唯一可以通過腦膜的糖分做養分，葡萄糖分子小，使用也方便，氧氣加上葡萄糖，很快就可以產生能量給大腦使用，但也會順便請大腦喝可樂。為什麼這麼說呢？因為「葡萄糖＋氧＝能量＋二氧化碳」。煩惱時消耗氧氣，會產生二氧化碳，二氧化碳在身體裡面會溶於水形成碳酸，就像可樂一般的碳酸飲料。碳酸飲料喝多了體質自然容易偏酸性，為了排除這些碳酸，身體需要消耗的氧氣就更多了，所以煩惱也是造成身體耗氧過多的一大原因。

### ❹姿勢忙

現代人大多姿勢不良，卻都習以為常。姿勢不良一來會造成身體骨架的位置異常，二來則會造成掛在骨架上的肌肉異常出力，前者會傷害控管身體器官的脊椎與周圍神經系統，後者則導致過度消耗氧氣與養分。

另外，假如右側少了一顆牙齒，只好加重左側咬力，身體會做出代償作用使得頭歪向左側，左側肩膀也會跟著提高，骨盆隨之降低。所以彎腰駝背時下腹自然會凸出，頭部特別是下巴也會跟著凸出。如此一來，身體不僅容易感到疲累，也容易產生疾病。（關於牙齒與姿勢的連帶關係詳見第三章。）

### ❺過敏忙

過敏是身體裡面的免疫系統面對過敏原而產生的放大免疫反應。過敏原中的環境因素（像潮溼或塵蟎）、特定食物（譬如蛋、奶、乳製品、麵粉等加工製品或劣質食材與過多的食品添加物），加上不當飲食習慣，都會讓小腸周圍的免疫系統必須過勞的工作，讓免疫系統不得不一次又一次的進行放大的免疫反應，結果就是過度耗氧與累壞免疫系統。

健康的身體如同一杯乾淨清澈的水，當一杯乾淨的水加入各種不同顏色的染料變得混濁，好比外在汙染讓身體變得混濁不清，水杯即使倒入再多的清水都很難變乾淨，因此身體一旦生病了，再多的方法也很難讓身體變回健康。

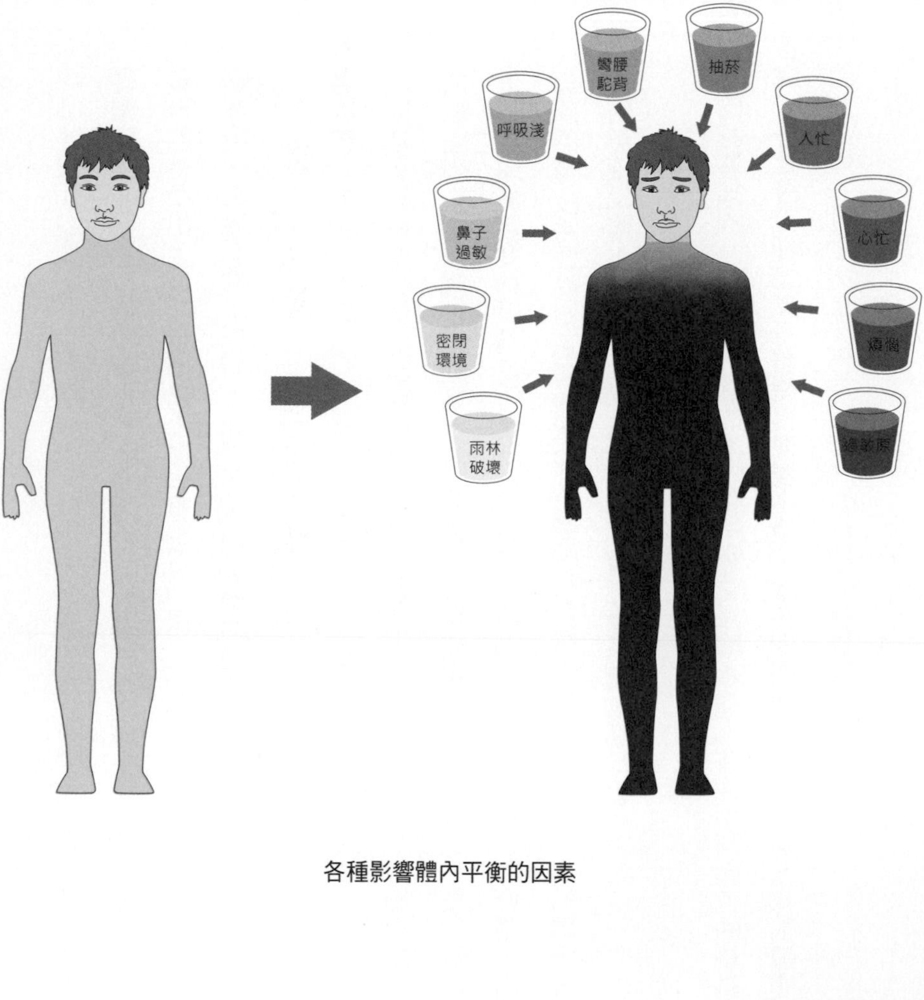


各種影響體內平衡的因素

**氧氣的供給**

◎地球缺氧
◎生活環境缺氧
◎呼吸道狹窄
◎現代人呼吸淺
◎肺泡髒／抽菸
◎血紅素不足／貧血
◎微血管收縮／急
◎細胞缺氧／細胞壞死

**氧氣的消耗**

◎人忙（工作）
◎心忙（自主神經）
◎煩惱忙（杞人憂天）

◎姿勢忙（彎腰駝背）

◎過敏
◎肥胖

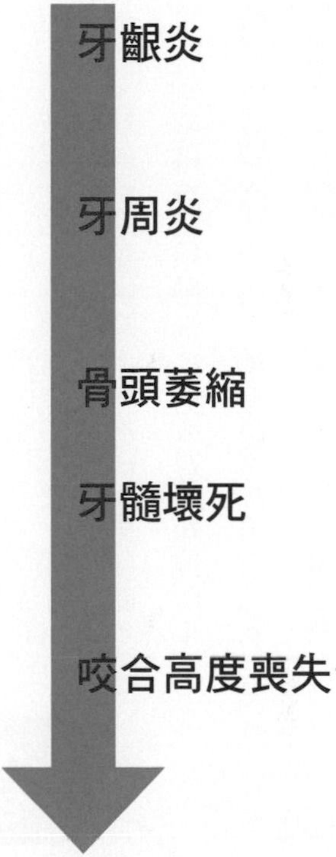


氧氣的供給、消耗與牙齒病變的關連

# 2-4 牙周病是身體疾病的表徵

明白了導致牙周病的各種「原因」後，回過頭來看牙周病這個「疾病」。牙周病主要發生在牙齒與牙齦交界的位置，一般稱為牙齦溝，當牙齦溝缺氧，且免疫系統沒有發揮作用時，就會讓厭氧細菌得以繁殖，並對牙周組織造成破壞。一開始會造成牙齦紅腫，再嚴重一點，骨頭會遭到破壞，當骨頭被破壞達到一定程度時，就無法支撐牙齒，這時牙齒就會開始動搖，最後會整顆掉落！缺氧所導致的牙周病，是身體開始嚴重缺氧的徵兆，此時要注意身體是否已經潛藏了各種疾病發生的可能。

牙周病會帶來什麼樣的困擾呢？牙周病

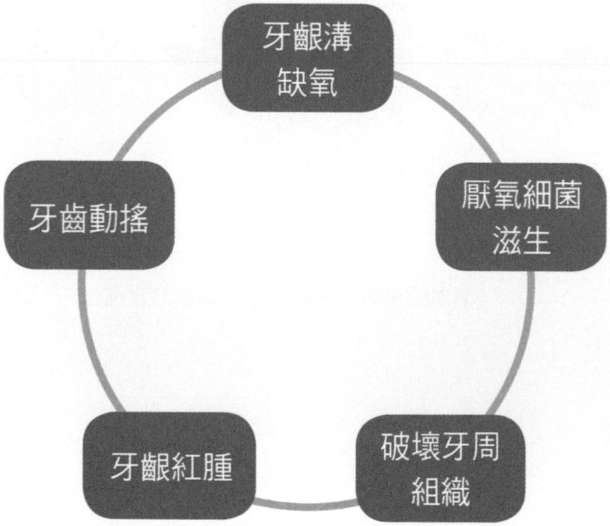

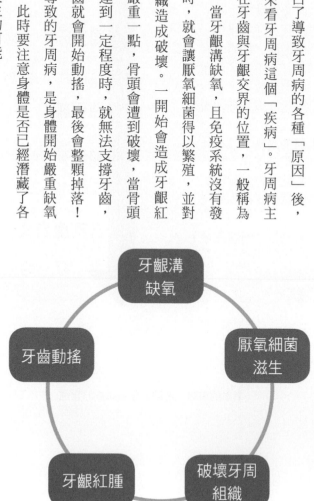

是慢性疾病，大部分病患初期都沒感覺，所以都不曉得發生什麼事，等到牙齦紅腫、疼痛都已經很嚴重了。紅腫會影響美觀，牙齒破壞嚴重的話甚至需要拔除，拔除牙齒就會造成咀嚼功能低下，除此之外也會造成咬合高度喪失。牙周病還會造成骨頭的破壞，牙齒的骨頭就如同牙齒的地基，遭受破壞時上頭的牙齒就會移動，一移動後牙齒排列就會不整，影響美觀。另外牙周病會造成口氣不好，也會造成身體其他系統性疾病，譬如：呼吸系統疾病、骨質疏鬆症、心臟血管疾病、阿茲海默症、孕婦早產、糖尿病等。

## 牙周病細菌哪裡來？

大部分的牙周病細菌平常就在口腔內生

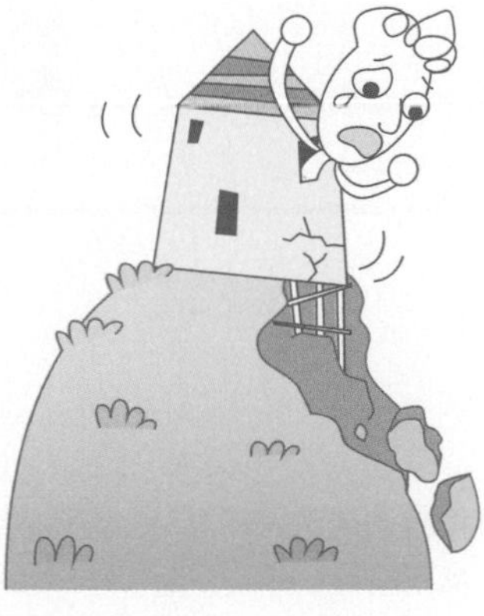

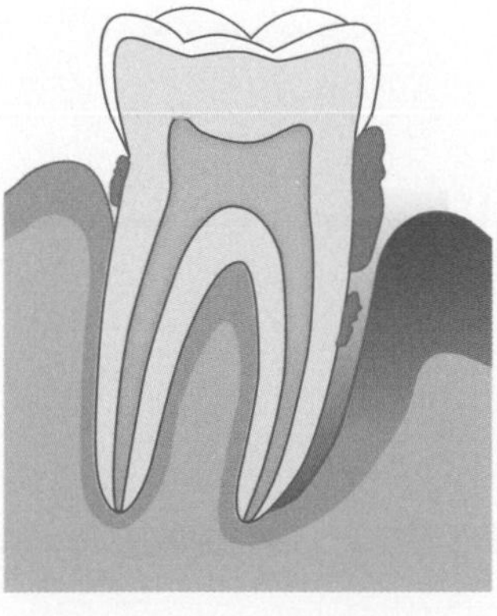

牙周病造成牙床崩壞，如同房子的地基遭受破壞

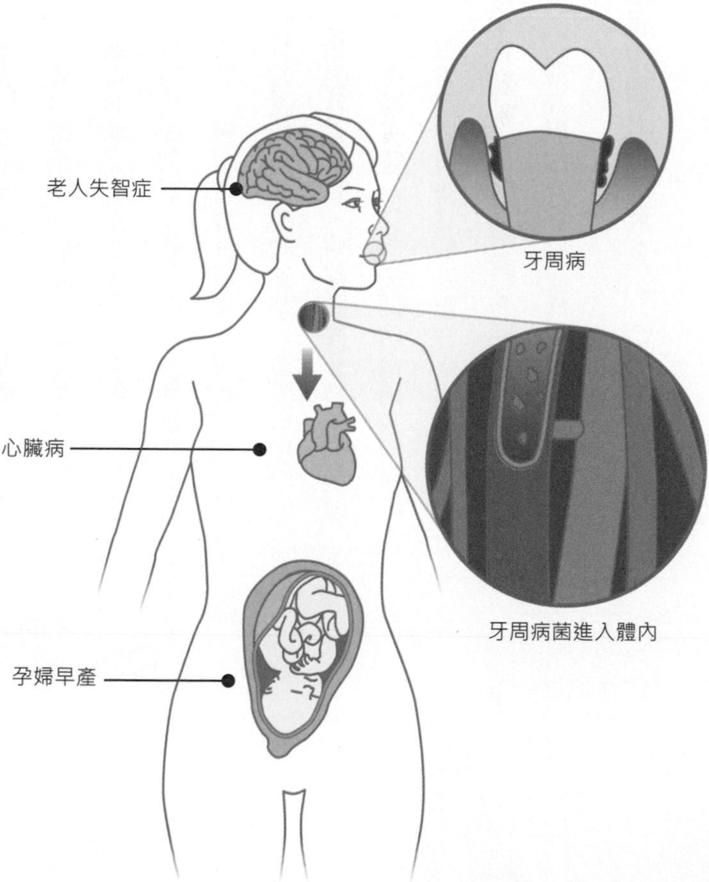


牙周病會造成身體其他系統性疾病，譬如：心臟血管疾病、阿茲海默症、孕婦早產、糖尿病等

存著，只不過不是每個人都有。牙周病屬於傳染性疾病，這表示牙周病細菌是靠傳染途徑進入人的口腔，跟蛀牙細菌一樣，病人的父母親與小時候的主要照顧者都是傳染來源，所以要改善與預防牙周病，需要從父母親開始做起，以免對下一代造成影響。

牙周病細菌從小就傳染到人體口腔，為何以前年輕的時候沒有牙周病，年齡大了之後就開始有牙周病產生？這主要是口內的牙齦溝產生了缺氧環境，同時身體的免疫力降低，給了厭氧細菌大量繁殖的機會。人到了一定的年齡，在工作壓力、經濟壓力、家庭壓力不斷累積增加之下，過度勞累就是壓倒駱駝的最後一根稻草。因為免疫系統此時只能專注於應付危及性命的疾病，對於牙周病等慢性疾病則是睜一隻眼閉一隻眼。所以預防牙周病，對抗難纏的牙周病細菌，要從改善缺氧環境與提昇免疫力兩部分做起！

我在臨床診療工作中常會提醒患者，牙周病是身體所有疾病的表徵，一旦發生牙周病時，就等於是身體已經發生了很多慢性疾病。試想，每個人每天都要吃飯與說話，口腔中其實是隨時充滿空氣的，口腔發生了牙周病就表示與外面空氣距離不到三公分的牙齦溝內出現缺氧環境，那麼身體內其他器官缺氧的情形只會遠比牙齦

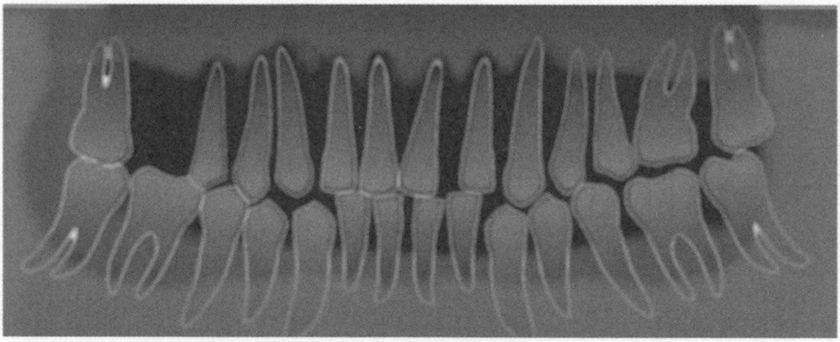

長期處於密閉環境而患有嚴重牙周病的油漆工人患者

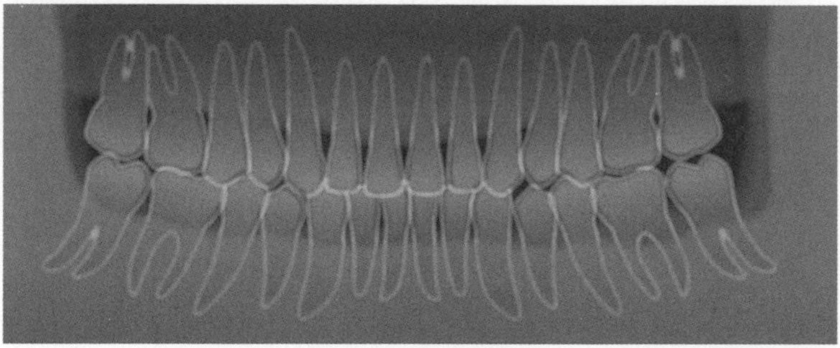

健康的牙齒與骨頭

溝更加嚴重。雖然牙科學界有研究指出，牙周病會造成心臟病、糖尿病、失智症、孕婦早產等系統性疾病，但大家不妨思考一下：是缺氧造成了所有疾病，還是牙周病造成了身體的其他疾病？

## 時時深呼吸，預防牙周病

造成牙齦溝缺氧的情況是：牙垢覆蓋住牙齦溝，同時牙齦溝周圍的微血管沒有送來氧氣。所以只要做好牙齒與牙周的清潔工作，改善牙垢蓋住牙齦溝的問題，牙周病就不容易繼續惡化。要治療牙周病，第一個工作就是改善潔牙的方式，盡量每天定時做好牙齒與牙周的清潔工作，一方面要知道牙周病的牙齒需要特別的清潔方式，另一方面也要了解牙縫與某些清潔死角需要多加注意，才有機會做好治療牙周病的第一步。治療牙周病的第二步是提升免疫力與再生能力。首先要創造身體有氧的環境，提升血氧量，進而為自己創造健康。

前面提到，牙周病就是缺氧導致的疾病，所以首要之務就是給身體「補充氧氣」！要如何補充足夠的氧氣呢？就是要好好的、正確的深呼吸。到底該如何深呼吸、吸進身體的氧氣又該如何進到全身？其實很簡單，只要抓到幾個重點就能輕易達成。從前中國人練氣功當作運動，老和尚也用吐納來強化身體，關鍵就在「有氧」，一方面藉由深層呼吸提高身體含氧量，一方面藉由減少思緒來降低消耗身體二十五％氧氣的大腦對氧氣的需求。

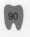

現代人常彎腰駝背，使得呼吸受限，所以一開始要先學會正確的姿勢。人們常說要「收小腹」，但為什麼小腹還在？其實最簡單的就是翹屁股，屁股一翹小腹自然不見，練氣功的人稱之「提肛、提臀」，屁股翹起來時身體為了平衡，上半身自然就會挺起來（切記不可以將頸椎刻意後縮）。此外，氣道和胸廓也要打開，該如何打開呢？最重要的就是深呼吸，就是要將空氣確實吸到肺部。每小時提醒自己深呼吸，吸氣時吸三到五秒吸到飽，腰挺直，慢慢吐六秒，除了胸部擴大、背部擴大，橫膈膜也下降了。深呼吸時，手也要放輕鬆，吸到飽之後慢慢吐氣，吐到不能吐時，手推一下肚臍上方與橫隔膜下方的丹田，可以發現還有氣可以吐出來。吐氣時要吐得一乾二淨，才能把酸性二氧化碳吐掉。深呼吸不僅能提高能量產生的效率，也能使副產品乳酸的產生大幅減少，身體自然產生較多熱能。

深呼吸其實就是避免缺氧和避免身體堆積過多二氧化碳所造成的後遺症。氣功認為深呼吸時舌頭要頂著上顎的門牙，讓任督二脈通，小周天也就通，而在醫學上

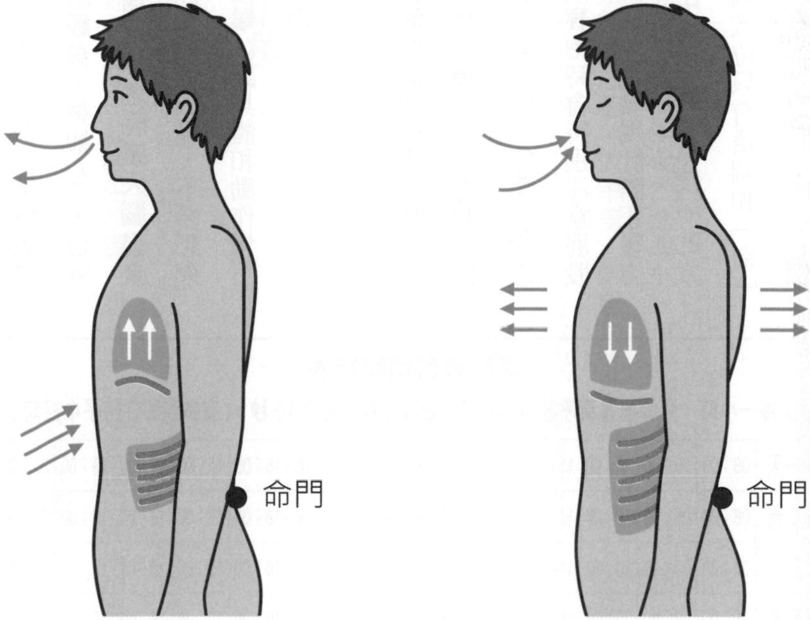
命門
命門

### 治療牙周病最基本的就是刷、洗、刮

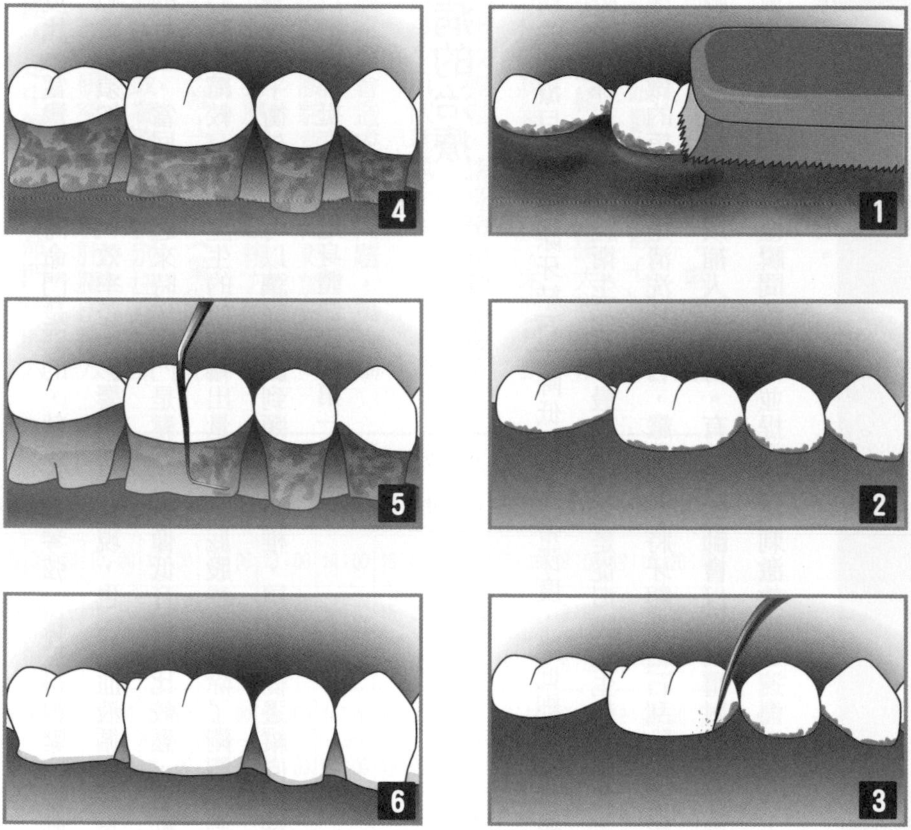

容我再次強調，發生牙周病其實不是刷牙刷不乾淨，因為臨床上可看到很多人把牙齒都刷凹了還是有牙周病，歸根結柢就是缺氧造成的問題。此外，咬合干擾也是牙周病惡化的一個原因，這就是為什麼不是所有牙齒一起鬆脫而是特別的幾顆牙齒出現鬆脫。最常見的咬合干擾因素是姿勢異常，例如彎腰駝背，這部分將在下一章繼續說明。

part 3

# 有缺牙就可能有脊椎側彎！

3-1 上梁不正下梁歪
3-2 缺一顆牙有那麼嚴重嗎？
3-3 牙齒問題造成外型的改變：暴牙和戽斗
3-4 回歸自然的矯正觀念

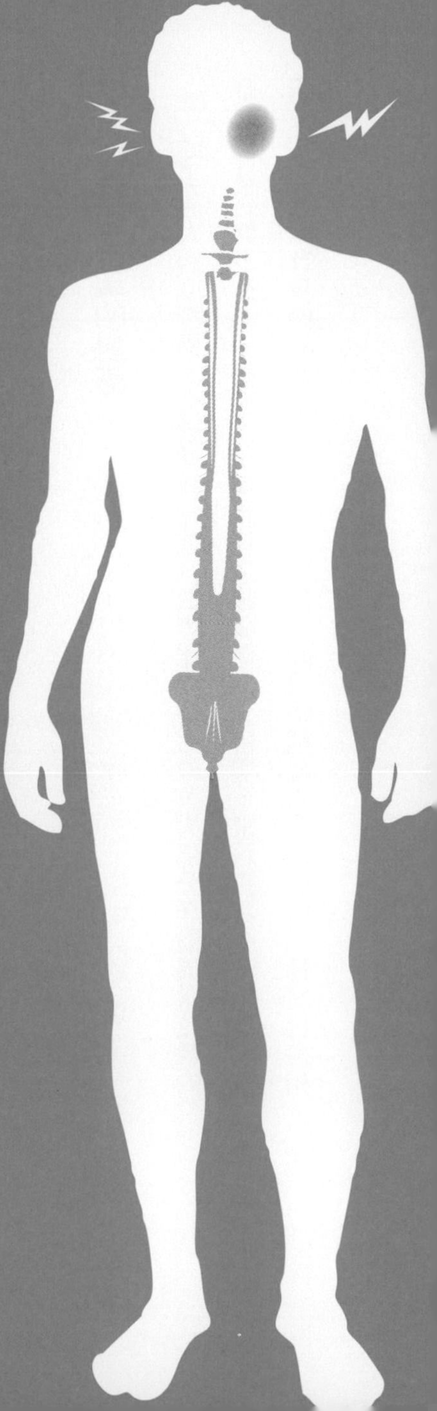

脊椎側彎的原因太多，視力、姿勢、遺傳等等可能都是原因之一，但是很少人會聯想到，缺牙也會對脊椎造成影響。身體是一個奇妙的創造物，頭、肩膀、骨盆都是維持平衡的重要支點，若牙齒因缺牙造成咬合不平衡，接下來的支點就會為了保持平衡而自動調整，譬如左骨盆較高來配合左肩較低的狀況，出現上梁不正下梁歪的情形。在我的門診經驗中，但凡缺牙的病人，他的鞋底往往會有異常的磨損，這是因為缺牙導致了骨盆歪斜進而腳也歪斜所造成，小小的觀察印證了缺牙而動全身的問題。

# 3-1 上梁不正下梁歪

## 咬合與身體骨架的對應

除了病人過度勞累、交感神經亢進、做事比較拚命外，大部分牙齒異常咬耗的原因就是姿勢不良。牙齒咬合和身體骨架的關係十分密切，當肩膀其中一邊向上翹起來時，會因為身體的代償作用，頭部會自然向肩膀翹起的那邊偏移，骨盆也會相

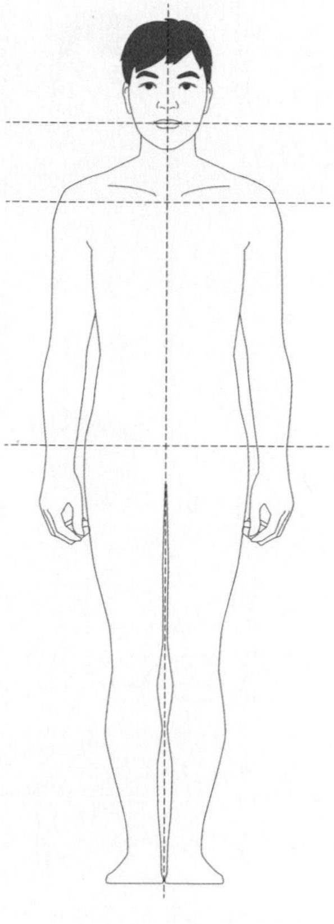

正面看咬合、肩膀、
骨盆三條水平線

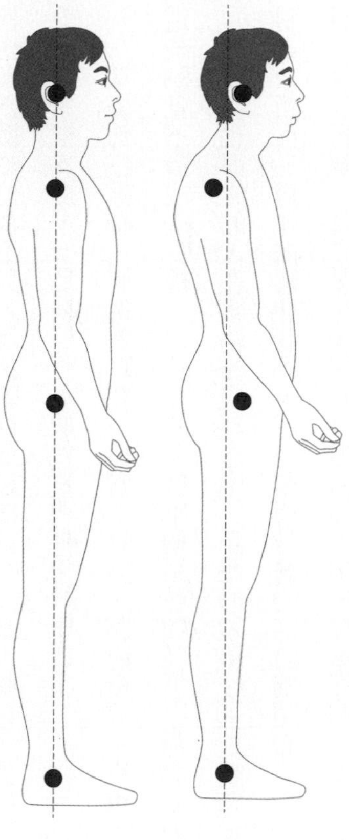

側邊看耳孔、肩膀、
骨盆、腳踝成一直線

對偏移，使得咬合、肩膀、骨盆形成三條斜線。當病人咬合力量開始在局部增強，就代表頭顱的位置不對，彎腰駝背是最常見的。頭大概有六公斤重，這麼重的物體就只靠頸椎支撐，一旦偏移時，便會讓頸推受到傷害。

當姿勢正確時，側邊看耳孔、肩膀、骨盆、腳踝會成一直線；而彎腰駝背時，這些點就不會成一直線，六公斤的頭就整個吊在頸椎上，勢必受力過大。頭部是第一頸椎演化而成的，在經絡醫學理念中，身體的經絡往上走到頸椎後就會全部聚集到第一頸椎，再往前延伸到頭，所以頭與身體的疾病都和頸椎密切相關。為了不讓頸椎發生病變，要從保持正確的姿勢開始，讓頸椎適當的支撐頭部重量。

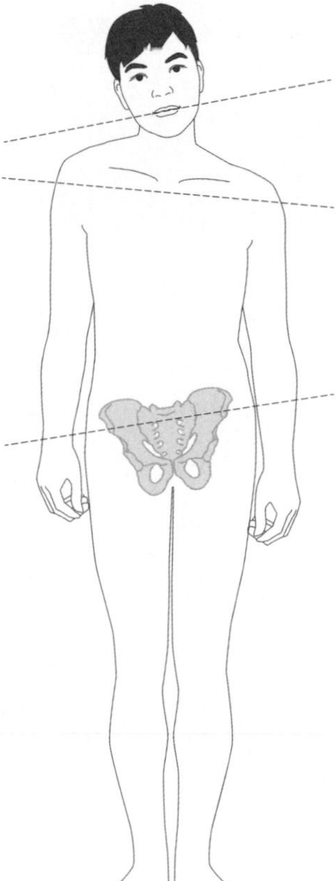

身體平衡破壞，
三條線不再水平

當右側缺牙，變成習慣左邊咬合，時間久了，左側咬合線會較低，左側肩膀會提高，左側骨盆會降低，簡單講，就是會出現脊椎側彎的現象。此時如果彎腰駝背，頭會往前傾、骨盆也會往前移動，不僅僅小腹出現了，肋骨的移動也會受限，造成肺活量降低，更慘的是，頭顱往前等於讓氣道變得狹窄，脖子就像被勒住一樣，整個人又怎麼會有精神？

前面提到口呼吸造成的異常姿勢，不僅容易產生吞嚥異常與臉頰肌肉功能異常，而這些異常產生後，整個頭顱的重心也會因此往前移動，也是造成彎腰駝背的重要原因。而口呼吸與吞嚥異常也會造成牙齒排列不整齊，如此一來咬合變得不正，也會造成肩膀與骨盆的歪斜。頭顱的重心會影響整個人身體的姿勢，而牙齒更處於最關鍵的位置，等於同時影響身體前後與左右的平衡或歪斜，所以要改善身體健康，首先就要從牙齒開始。

## 牽一牙而動全身

吸氣時，門牙與大臼齒會往後移動（牙醫師稱「顎側」或「舌側」），而小臼齒會往外側移動（牙醫師稱「頰側」或「臉側」），吐氣時則相反，這些微距的移動會對應到每塊頭顱骨的微幅擺動，再對應到個別脊椎的微幅移動。在這些對應的部位，例如牙齒的牙周韌帶、頭顱骨交界的骨聯合與脊椎甚至其他關節的交接部位，都有身體的本體感覺接受器隨時偵測位置是否改變，當發生改變時，身體不同部位會出現代償作用，也就會出現上面提到的正面三條水平線與側面一直線歪斜和彎曲的現象，其中最關鍵的位置就在牙齒。

這邊簡單提兩個例子，第一個是前面提到下巴小往往跟吞嚥的習慣有關係。口呼吸、吞嚥異常、臉部肌肉（特別是頦肌）過度用力，導致下巴的發育受限，當這些異常習慣沒有及早改正，接著會出現身體姿勢的異常，最容易觀察到的就是小腹開始往前凸出，這表示身體的姿勢已經開始代償，以彌補小下巴造成的身體重心偏移。所以在把腰桿挺直的同時，更要透過矯正的手段逐步將下巴往前移動，才能更加改善小腹凸出的問題。

第二個例子則以暴牙為例。一般人在吸氣時門牙會往舌側微幅移動，呼氣時會往臉側微幅移動，但因為牙齒外暴，所以吸氣時暴牙的門牙會有較大的舌側移動幅度，吐氣時則因為牙齒已經外暴而減少往臉側的移動幅度，這時候對應的頭顱骨與脊椎都會同樣發生吸氣時移動幅度過大與呼氣時移動幅度降低的狀況。時間久

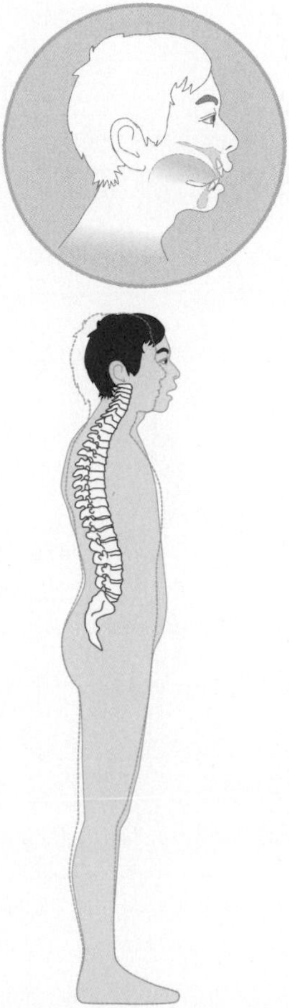

口呼吸舌頭在下牙弓，
身體開始輕微彎腰駝背

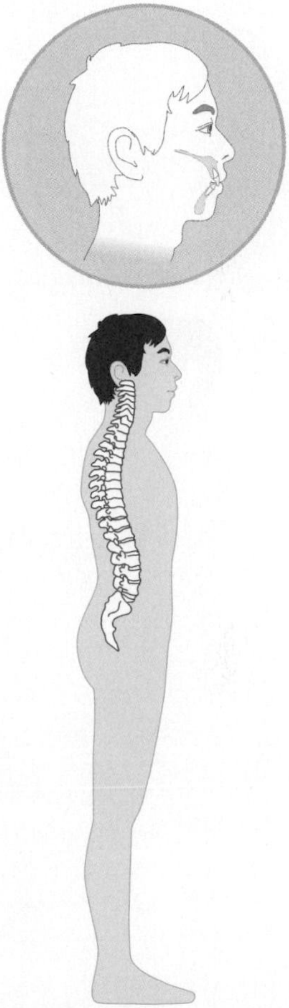

正常臉型＋牙齒＋正常姿勢
（頸椎簡單表示）

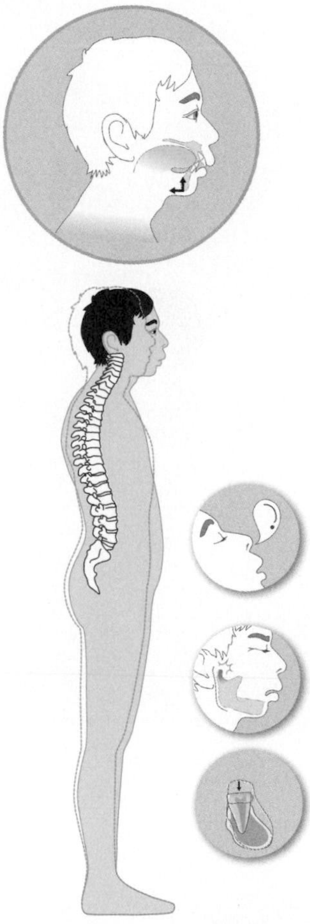

深咬變嚴重、咬合高度喪失且下顎往後走打鼾、顳顎關節疼痛、牙周病都更加嚴重

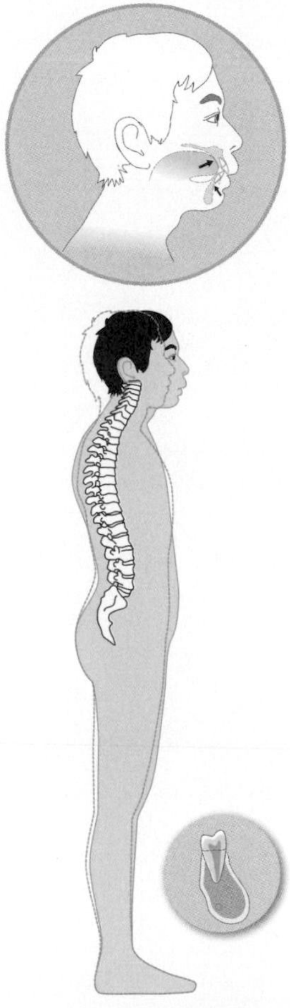

吞嚥異常 - 暴牙臉型

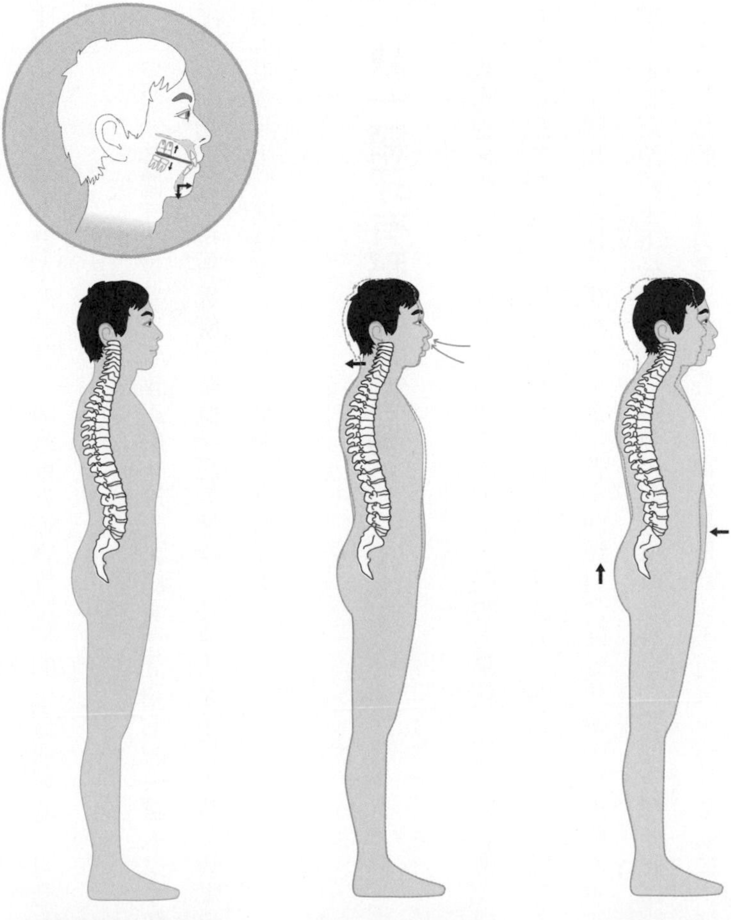

3 牙醫師將咬合墊高（小臼齒到大臼齒放長條區塊）、 協助改善口呼吸與吞嚥異常最後讓下巴往前，終結一切惡性循環

2 深呼吸（頭頸部更端正，身體姿勢回復正常）

1 腰桿挺直，翹屁股（上半身就自然挺正）

了，身體的姿勢就容易變得異常，最容易發生問題的部位就在頸椎與腰椎，容易有手麻、痠痛或握力低下的症狀，而腰椎則視脊椎壓迫的位置而影響到對應支配的器官。

身體的各個部位都是環環相扣的，以下再試著用簡單的說法讓大家了解，牙齒除了咀嚼功能外，也會影響到整個身體的健康，希望大家不只用清潔觀點來照顧牙齒，更應該用促進健康的角度來維護牙齒的健康。

## 3-2 缺一顆牙有那麼嚴重嗎？

我常說牙齒好比一棟十四層大樓的地基，咀嚼力量就好比十四層樓大樓的總重量。因為扣掉智齒，上顎牙齒有十四顆，下顎牙齒有十四顆，二十八顆牙齒剛好是上下各十四顆對合好的牙齒，這上下各十四顆對合好的牙齒，每天要承受的主要力量就是吃東西時上下牙齒咬合的力量，而牙齒就是咬合力量的支撐。正常來說，為了維持理想的咬合力量，上下各十四顆牙齒是缺一不可，不然地基就撐不住大樓，容易有坍塌的危險。對牙周病的患者來說，當有一顆牙齒開始搖動時，就等於少了一顆牙齒的支撐，但病患咀嚼食物用的力量還是一樣，等於十四層樓大樓的總重量不變，卻少了支撐一層樓的地基。

如果牙周病持續惡化，或是有其他的嚴重蛀牙，鬆動或失去咀嚼功能的牙齒就會逐漸增加，支撐咬合的牙齒就會越來越少。缺的牙齒若是前牙的話也許還好，因為前牙主要功能是美觀、發音與切割食物，與支撐咬合力量比較沒有直接關係；若是鬆脫的後牙較多的話，患者就會很辛苦，因為後牙才是真正咬合力量的支撐。當患者缺的後牙增多，剩餘的牙齒因為要承受一樣的咬合力量，每顆牙齒的負擔就會逐漸加大，牙齒鬆動的速度也就越來越快。當超過剩餘牙齒可支撐咬合力量的臨界值，大部分牙齒就會跟著快速動搖與掉落，最後成了全口無牙的狀況。所以只要有一顆牙齒被迫拔除就要很警覺，特別是患牙周病的病人。

臨床上常可看見，當後牙有兩三顆牙有牙周病時，病人口內牙齒的咬合高度就已喪失了。當咬合高度一喪失，牙周病的破壞就會加快，因為牙齒減少，咬合力量卻不變，代表牙齒每天的破壞一直增加，地基變少但大樓的重量沒有減輕，地基減少後無法支撐大樓原本的重量，長時間下來大樓會有崩塌的危險。所以只要少了一顆牙就要趕快重建，這關係到的是整體健康。

另外，一般被稱為「兩顆做三顆」的傳統牙橋也有類似的問題。當少了一顆牙齒的支撐，卻用兩顆牙齒去支撐三顆假牙所需承受的力道，雖然表面上是可行的，但實際上用來支撐的牙齒還是減少了，當牙齒減少超過一顆時，牙周病的破壞便會增加。

咬合高度一旦破壞後還會產生另一問題，後牙是支撐的主力，前牙是美觀的門面，當後牙的高度因缺牙或其他原因開始移動甚至垂直高度變短，後牙為了要上下咬合在一起，前牙會被迫往前外翻，以適應較低的咬合高度，這時不僅僅會造成前牙美觀的問題，像是暴牙與排列不整齊，也會造成門牙開始鬆脫，尤其是當後牙咬

正常後牙支撐咬合高度

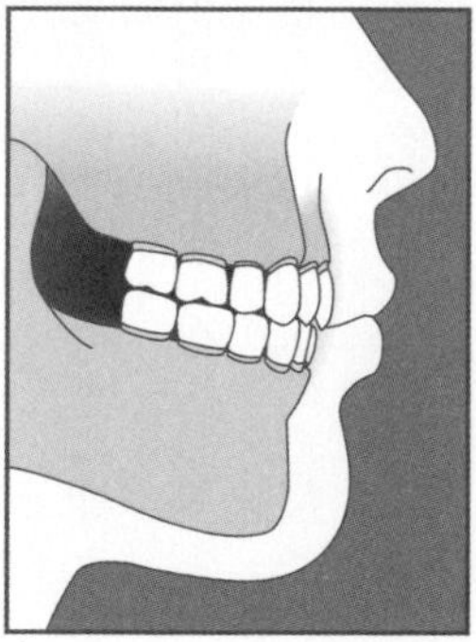

咬合高度喪失，門牙暴出

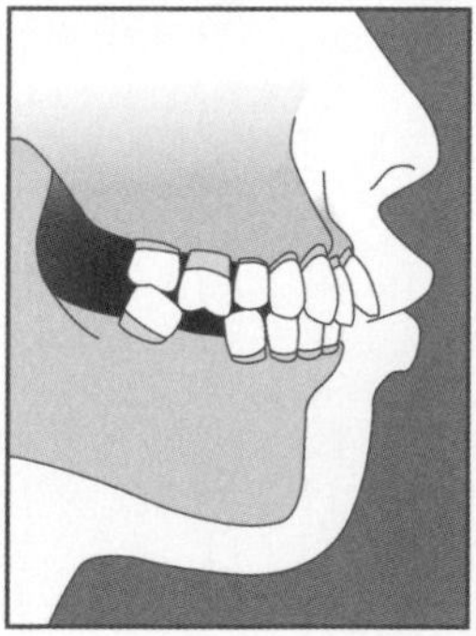

合高度已經支撐不住時，更會加速門牙的外暴與鬆動。

## 生命的十字路口

人是脊椎動物，頭是由第一頸椎演化而來，以經絡醫學的角度來說，第一頸椎在身體健康所扮演的角色，可以說是一個人生命的十字路口，所有系統疾病的發生都源自於第一頸椎。

身體的十二條經絡從身體各部位往上匯集到第一頸椎，再從第一頸椎再往上分布到頭部。若將經絡想像成馬路，疾病想像成塞車，所有系統性疾病一定是從第一頸椎這個位置開始塞車，當這個十字路口發生車禍時，車流就會開始回堵（阻塞），甚至造成新的車禍（破壞），也就是第一頸椎旁的膀胱經及腎經可能往同高度左右的經絡阻塞或破壞，因而出現手部發麻、痠痛或疼痛症狀，也可能沿著膀胱經及腎經往上，造成內分泌異常等症狀，或往下阻塞、破壞，塞到哪一個臟器的高度就造成哪一個臟器的疾病。所以治療這些疾病，首先還是得從第一頸椎下手，才有機會治標也治本。

內外科的疾病就交給內外科的專業醫師來研判，牙科醫師只關心兩個問題：一

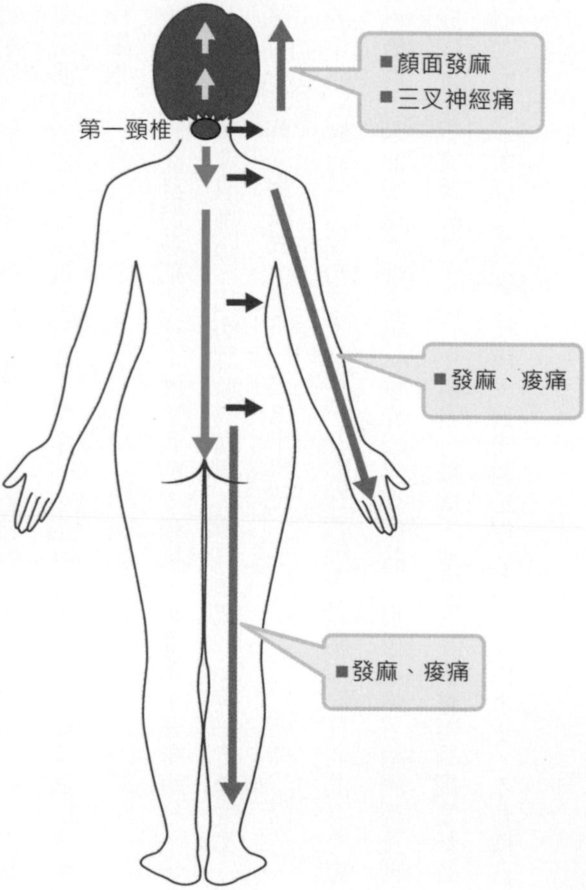
第一頸椎
■顏面發麻
■三叉神經痛
■發麻、痠痛
■發麻、痠痛

## 第一頸椎與身體健康的關連

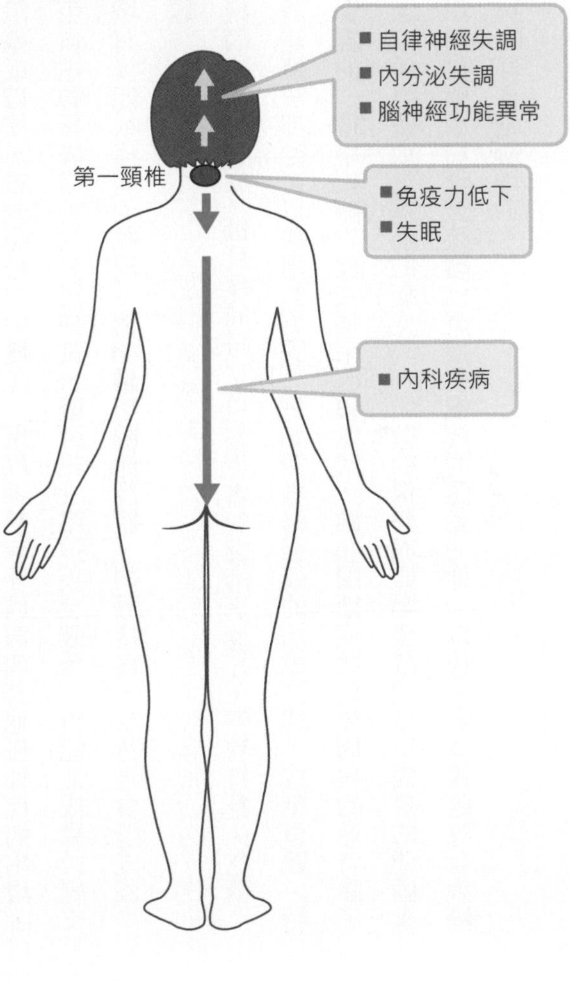

個是第一頸椎旁的膀胱經及腎經往同高度的左右經絡阻塞或破壞後，再持續往上到臉部經絡的阻塞或破壞。所以手發麻、痠痛或疼痛之後，可能導致臉發麻、痠痛或疼痛，如果有破壞產生，則可能出現難纏的疼痛。二則是第一頸椎旁的膀胱經及腎經往上阻塞或破壞，首先免疫力會變差，所以容易有牙周病或其他慢性疾病出現，接著發生自主神經異常、內分泌異常，腦神經受壓迫甚至破壞，可能造成腦神經支配的區域有失能或疼痛的狀況，例如顳顎關節症狀、顏面疼痛，當然也會造成腦中風的問題。

當疾病處於急性期（感到疼痛時），只要患者與醫師溝通好，不管打針、吃藥、手術或經絡療法都是可以採用的方式，例如採經絡醫學的治療方式，按壓督脈、膀胱經與腎經的一連串相關對應穴位來改善症狀。顳顎關節症狀或牙周病的患者除了評估是否有手發麻或是痠痛的病史外，平時的保養與照顧建議盡量以簡單的運動來改善，跟國民健康局骨質疏鬆治療指引推薦的運動一樣，以快步走或慢跑等有大幅擺動臂膀的有氧運動為主。

## 天天快步走

為什麼要強調天天快步走而不建議其他運動？因為其他激烈、耗氧量高的運動會使身體過勞，造成耗氧量更高，但現在的目的是讓身體的含氧量提高。短跑選手運動量這麼大，他們身體有比較健康嗎？有長命百歲嗎？其實他們壽命反而比較短，為什麼？激烈運動除了會讓身體過度使用造成運動傷害外，也會因為氧氣與養分供給不足，造成細胞加速老化，本來希望有氧的運動，反變成缺氧而不自知。所以我建議快步走，並搭配適當的呼吸頻率，切忌過度勞累！有些運動確實能使肌耐力增強，年輕人與小孩可以考慮慢跑以強化肌耐力，但對一般運動不足的民眾來說，較緩和的快步走還是比較合適。

有些老人家運動不多，卻很長壽，而他們的脊椎大多都很直，沒有彎腰駝背，或許這就是他們健康的根本。快步走能讓脊椎左右向的彎曲改善，但要擺動臂膀，而不是手臂前後移動。快步走時肩胛骨肌肉和大腿肌肉可以把脊椎拉鬆，改善輕微脊椎側彎，動作不要太激烈，時間也不必太久，只要十到二十分鐘，讓身體微微出汗即可。這樣可以同時將脊椎復位，減輕頸椎壓迫，且讓全身細胞獲得足夠的氧

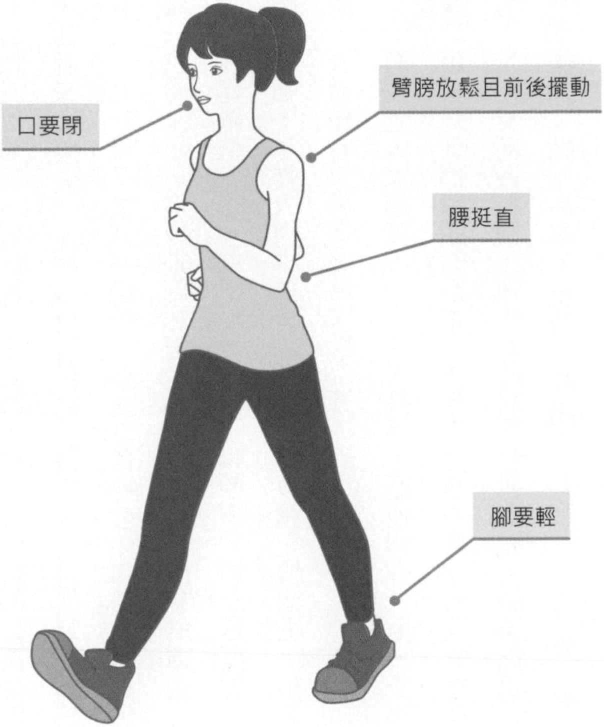


## 運動紀錄表

| 快步走或慢跑、日晒 10-20 分鐘。（早上快步走為佳）可配合含口水快步走。（有做到在格子中打勾） | | | | | | | |
|---|---|---|---|---|---|---|---|
| 快步走<br>（慢跑）<br>（日晒） | 週一 | 週二 | 週三 | 週四 | 週五 | 週六 | 週日 |
| | | | | | | | |

氣，更重要的是可以讓股骨、頸骨及跟骨的骨密度增加。但如果病人有脊椎問題時則建議游泳，游泳有兩個好處，第一是水的浮力可以讓脊椎壓力減輕，第二是藉由全身手臂和腳的擺動讓脊柱放鬆。

有病人說他都是在晚上運動，但晚上運動不符合大自然的法則，植物在白天進行光合作用，晚上釋放二氧化碳，因此晚上運動吸到的就是植物釋放的二氧化碳。所以我認為晚上應該充分休息讓身體放鬆，在中午太陽直射之前去做運動，晒晒陽光，讓身體合成足夠的維他命D。

運動結束後，別忘了還要有足夠的緩和運動，例如深呼吸或慢步走。一來可以調勻氣息，不再急促呼吸，讓氣可以充滿身體；二來是降低肌肉緊繃度，運動雖是為了強化心肺功能與肌耐力，但運動完更要有足夠的時間讓緊繃的肌肉回到平常的樣子，不然再多的運動也只是加重勞累程度，讓人更易過勞。

# 3-3 牙齒問題造成外型的改變：暴牙和戽斗

高達九成的人臉型會受到吞嚥習慣的影響，特別是鼻子以下的下半臉型（鼻子、下巴、嘴唇），因臉型不美觀而需要齒列矯正的病人，只有少部分的人是受到遺傳的影響。而吞嚥過程中，舌頭與臉部肌肉的動作又深受牙齒排列、顎骨發育、發音、吞嚥、呼吸與身體姿勢影響。我女兒跟我有一樣的吞嚥習慣，所以兩個人除了輕微暴牙外，都有較小的下巴。這曾經一度讓我感到失望，因為傳統「遺傳」的思考方向讓我以為，除非以後長大做正顎手術，否則女兒的小下巴無從改善。但當我涉入口呼吸與吞嚥異常的醫學領域後，在大量的文獻報告佐證之下，我的第一個實驗對象就是自己與自己的女兒。沒錯，我超過四十歲了，但也想要改變這一切，只不過不是為了美觀，而是要讓女兒跟自己恢復正常功能，以喚回健康的身體。

一般人俗稱的戽斗是下巴大、牙齒反咬（又稱「地包天」，下排牙齒包住上排牙齒），特色是上顎骨頭小、下顎骨頭大。這究竟是什麼原因造成的呢？除了小部分人確實是受遺傳影響，大部分的病人都是從小就有口呼吸與吞嚥異常的雙重不良習慣。因為用嘴巴呼吸，舌頭沒有貼著上顎，無法刺激上顎骨橫向撐開；不僅如此，用嘴巴呼吸時舌頭會不自覺去推下排牙齒，慢慢造成上顎發育不良及下巴發育過度，這些人吞嚥時舌頭習慣去推下排牙，時間一久下排牙齒與下顎骨頭就會被推出來，不只造成口呼吸，還會造成吞嚥異常以及嘴脣的異常。

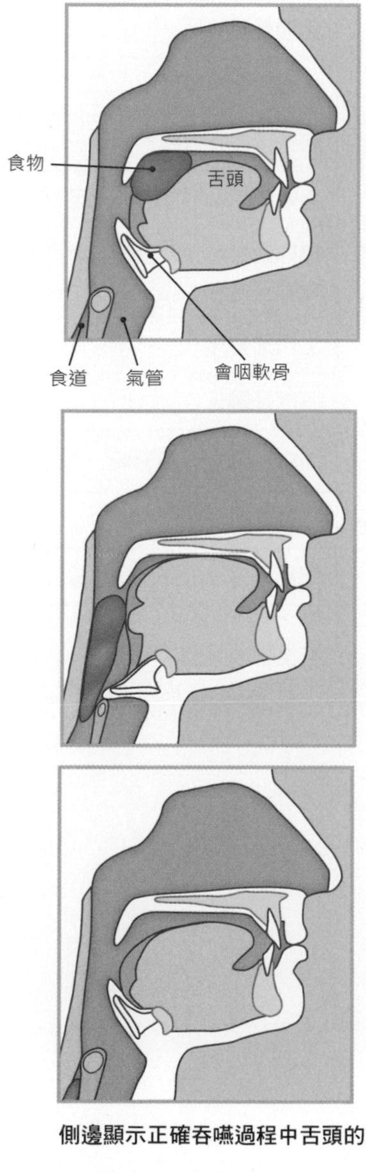


**側邊顯示正確吞嚥過程中舌頭的動作**

| | | |
|---|---|---|
| 吞嚥錯誤 | 出現暴牙臉型 | |
| | 出現戽斗臉型 | |
| | 舌頭邊緣有齒痕 | |
| | 吞嚥時嘴脣下方的肌肉用力 | |
| | 顳顎關節症狀／口張開嘴巴時，下巴會歪一邊。 | |
| 舌頭力量大 | 上門牙暴牙 | |
| | 下門牙暴牙 | |
| | 開咬（當後牙咬緊時，門牙咬不到） | |
| 嘴脣力量大 | 門牙排列擁擠 | |
| | 門牙角度往內倒（牙齦露出） | |
| 咬肌太用力 | 方型臉（下巴角明顯） | |

前面說過，吞嚥異常時，舌頭與吞嚥相關的臉部肌肉會用力過度或不足而造成臉型改變，事實上不僅頭頸部的結構會改變，甚至也會造成身體功能上的異常。所以我見到這兩種臉型時，會關心三個問題：一是病人的鼻子好不好，鼻子不好，容易影響呼吸；二是病人在吞嚥時舌頭的動作是否有問題；三是病人的嘴唇會不會無力。家長平時可以觀察小朋友彈鋼琴或看電視時嘴巴是不是打開的，若是的話表示小朋友只有在吞嚥時嘴巴才會閉起來，平常時嘴巴則會不自覺張開。這兩種臉型的人有缺氧情形的可能性極高，必須改變他們口腔的結構問題，以免影響長遠的身體健康。

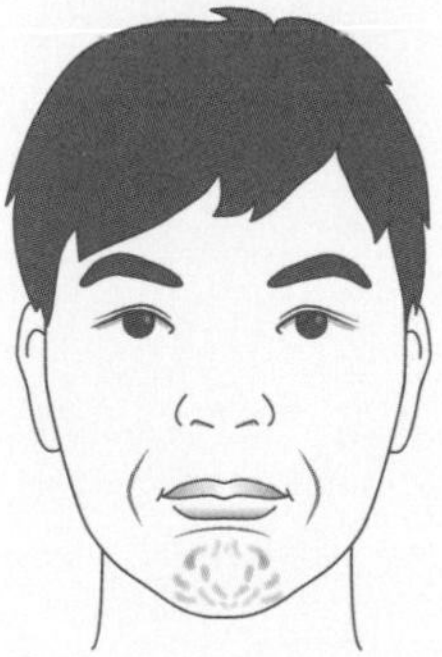

不正確的吞嚥習慣，可能會造成暴牙或齒列不整

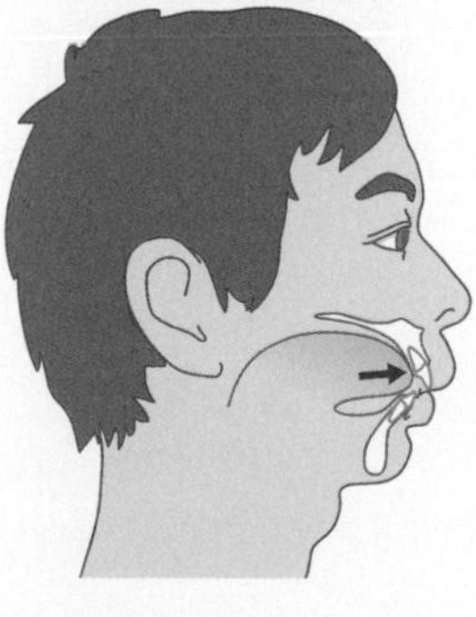

吞嚥時舌頭會去推上排牙齒造成暴牙臉型

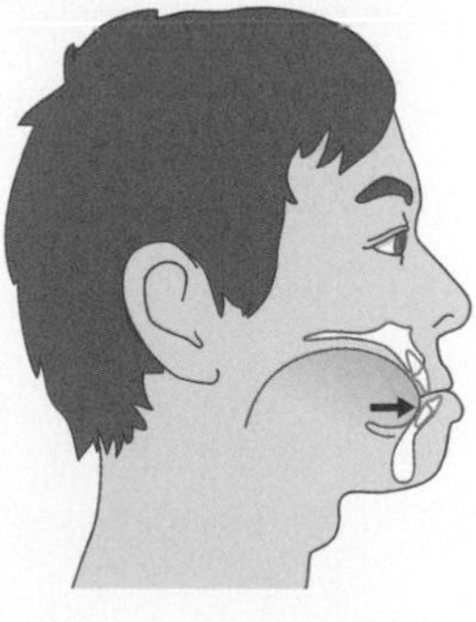

吞嚥時舌頭會去推下排牙齒造成戽斗臉型

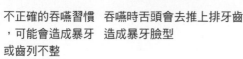

1

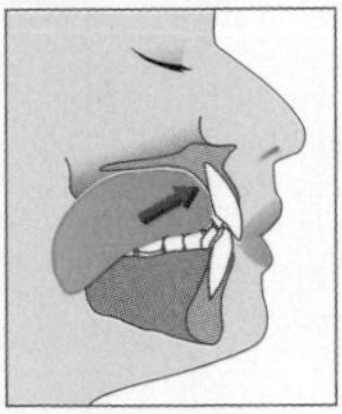

2

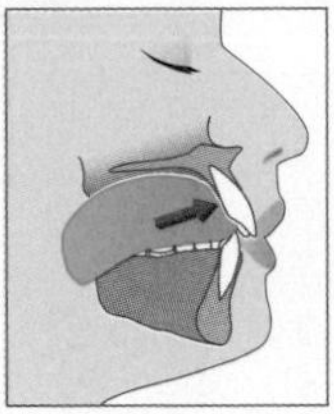

3 - 1

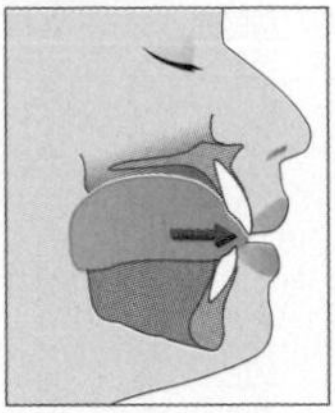

4 - 1

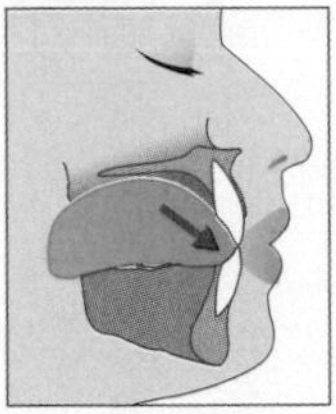

5

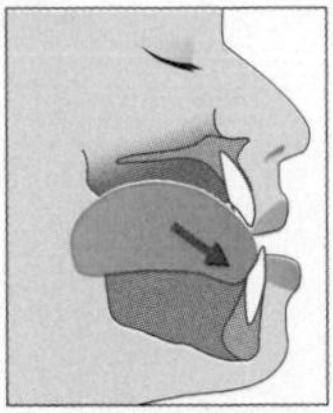

舌頭朝下，造成下顎往下往前的長臉

3 - 2

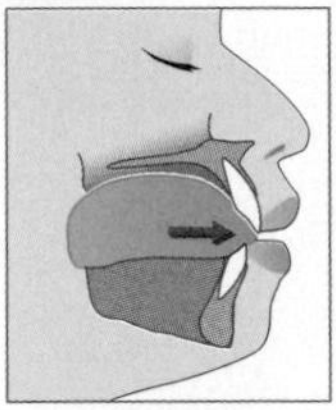

舌頭前推上下門牙，會造成上下顎骨過度生長

4 - 2

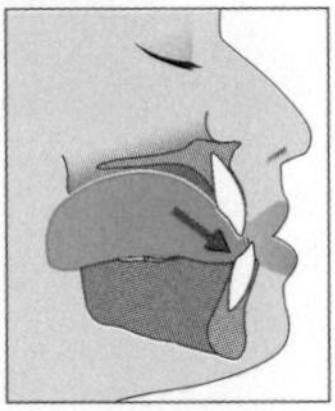

舌頭往下門牙前推，造成倒咬

## 對顎骨發育的影響

口腔的結構問題首先是位在牙齒周圍的上下顎骨會出現生長異常，可能會有前後向的生長過度或發育不足，或是垂直向的變形，產生國字臉或下巴過尖的臉型。

正常舌頭上頂會變寬，促進顎骨橫向生長也促進鼻骨前推，當吞嚥習慣產生錯誤時，吞嚥時舌頭往前推取代了正常舌頭往上顎頂。舌頭前推後會變長，導致上顎或下顎骨頭往前過度生長，促進顎骨橫向發育的力量便減少，鼻道變得較為狹窄，鼻子也因為鼻骨發育較差而顯得外型相對較塌。

## 對牙齒排列的影響

另一個口腔的結構問題是牙齒的排列。顎骨是牙齒的地基，當上下顎骨發育異常時，牙齒的排列也不得不妥協，依照異常顎骨的形態排列牙齒，空間過多可能使牙縫變大，空間不足可能使牙齒的排列交錯而擁擠。

上下門牙平常會承受舌頭前推、嘴脣後推與牙齒咬合三種力量，而舌頭跟嘴脣就是最早影響咀嚼的因子。吞嚥對人類的影響非常大，舌頭推牙齒的力量有半公斤，可以把骨頭推到暴出去，一天下來舌頭推的動作有上千次，故發育過程中，舌

## 上顎骨發育異常各種類型

基本型的上暴下小

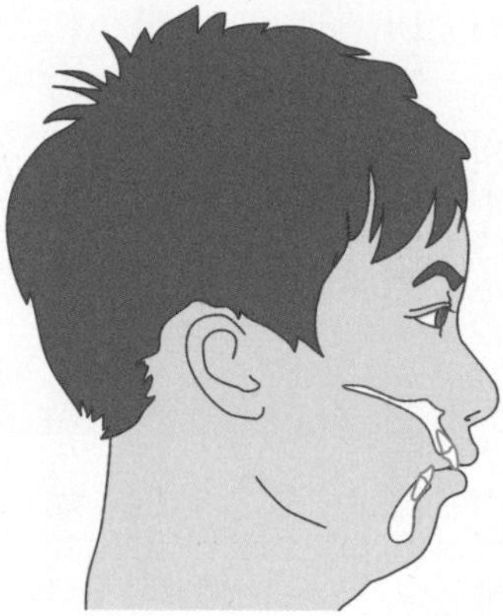

上小下暴

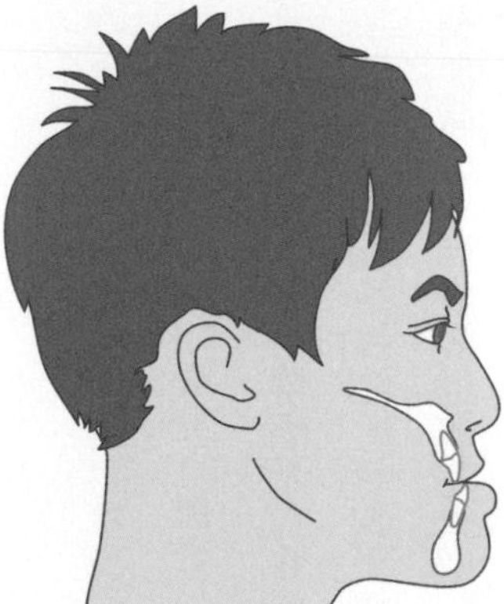

上暴下暴

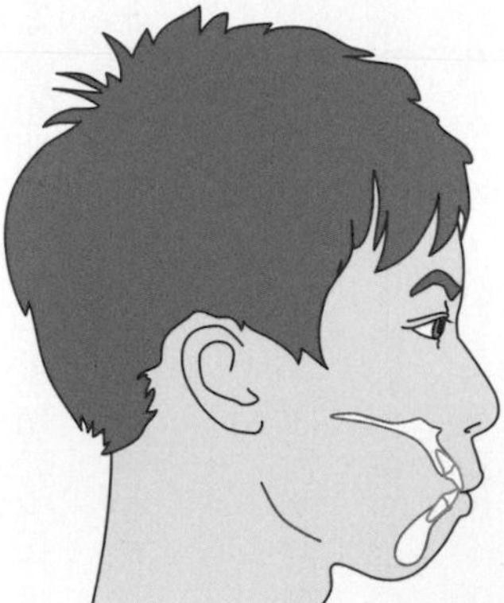

頭的異常動作把上下顎骨推得變形的機率非常高。嘴唇推的力道也很大，約二百到三百公克，嘴唇推得太用力，門牙會往內倒。牙齒咬合的力量若不平均，也會造成牙齒排列不整。因此，舌頭的力量、嘴唇的力量、咬合的力量這三個因素是影響牙齒排列的原因。上述這三種力道都非常大，因此想用矯正把牙齒推回原處，要施加的力量就必須更大！當然，舌頭與吞嚥相關的臉部肌肉產生功能異常時，不僅推得動上下顎骨，也可能直接推動牙齒，將牙齒往外推暴，也可能往舌頭的方向推到內倒，或是直接將牙齒推得東倒西歪。

## 以暴牙為例

吞嚥時舌頭往上門牙推，下嘴唇會過度用力，舌頭往前的推力會導致上顎骨往前過度生長，下嘴唇後推牙齒的力量則抑制了下顎骨頭生長，使得上門牙往前移動，下門牙卻沒有移動。因為上門牙會有不斷往對咬牙生長的慣性，所以上門牙會過度增長，形成所謂的深咬。上顎骨發育高峰期之後，下顎骨才會進入發育高峰期，當深咬的情形發生時，下顎骨的發育會因為下門牙切端被卡在上門牙顎側較高的位置，下顎骨頭等於被深咬與下嘴唇後推的兩股力量同時後推。錯過生長發育的高峰期後，病人一輩子的臉型就這麼定下來了，終身都處在疾病型態中。

## 以戽斗為例

吞嚥時舌頭往下門牙推，上嘴唇會過度用力，舌頭往前的推力會導致下顎骨往前過度生長，上嘴唇後推牙齒的力量抑制了上顎骨頭生長，使得下門牙往前移動，上門牙卻沒有移動，且因下門牙有不斷往對咬牙生長的慣性，所以會變成下門牙過度增長，與暴牙相反，形成所謂「地包天」的咬合。

## 削骨？施打肉毒桿菌？

有女性朋友因為有國字臉，想將臉頰兩側的骨頭削掉，因此來問問我的意見。我的回答是：「不建議！」一來是身體髮膚，受之父母，不敢毀傷，二來則是國字臉就是因喜歡咬硬物的習慣而造成，如果咬硬物的習慣不改，削骨後沒幾年還是一樣會變回國字臉。削骨可能只有幾年效果，那施打肉毒桿菌呢？聽說可以讓兩側下巴變平緩？只是每半年要再打一次，勞民傷財，很讓人煩惱！

拿醫療美容的問題問牙醫師，似乎八竿子打不著，不過這位女性朋友的問

## 國字臉與一般臉型的比較

國字臉

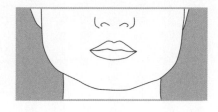

國字臉頰骨有角

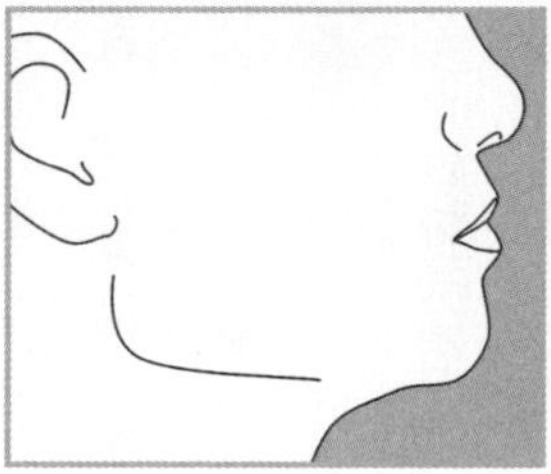

一般臉型

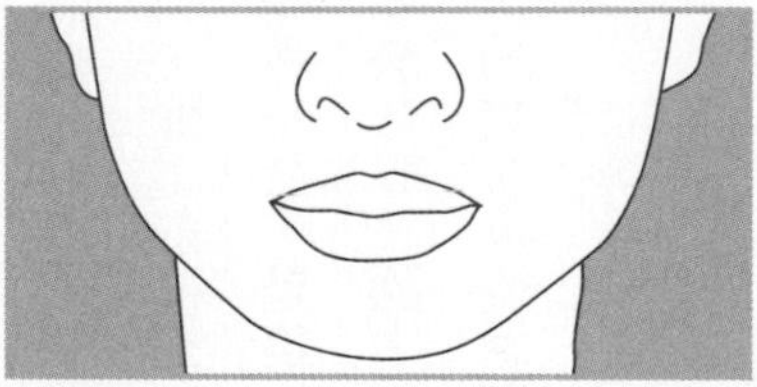

頰骨較平滑

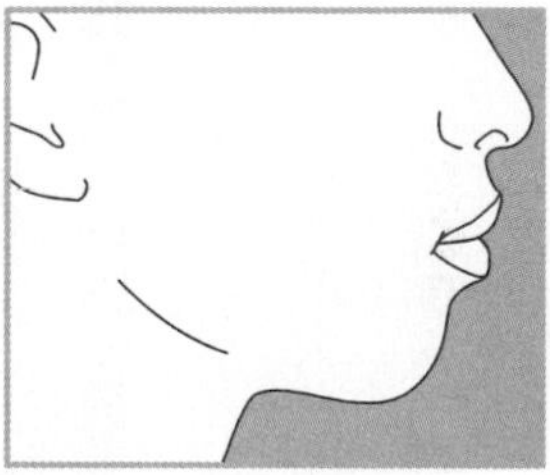

題，實際上也只有牙醫師可以回答跟解決。因為牙醫師對口腔周圍的解剖知識最為熟悉，且最了解口腔周圍骨骼與肌肉的功能。以國字臉為例，產生國字臉的最主要原因就是上下牙齒咬合的咬肌過度用力。除了前面提到習慣咬硬物是一個很重要的原因外，每天超過兩千次吞嚥瞬間的牙齒咬合，是遠比咬硬物造成國字臉還關鍵的原因，若加上壓力大導致咬緊牙齒或是磨牙等，國字臉就更明顯了。肉毒桿菌可以改善國字臉的原因，是讓上下牙齒咬合的咬肌不能過度用力，減輕了骨頭的受力，讓國字臉或本壘板臉得以改善。

只是這聽來好像治了本的肉毒桿菌，事實上還是在治標。如果能培養正確的吞嚥與飲食習慣，讓真正造成咬肌過度用力的原因，透過治療方式改善，不僅能讓肉毒桿菌協助臉型改善的效用達到最大，也能透過改正錯誤的吞嚥習慣，使牙齒排列、骨骼發育，甚至發音、呼吸與身體姿勢都可以一併獲得改善。

## 對發音的影響

舌頭錯誤的活動讓牙齒受力不均衡，使牙齒排列不整齊。舌頭位置不對，也就是舌頭習慣往上門牙推，會造成上門牙甚至上顎骨凸出；舌頭往下門牙推，則會造成下門牙甚至下顎骨凸出；舌頭剛好往上下門牙中間往前推，則會造成開咬，或伴隨上下門牙外暴的開咬，對臉型也會造成改變。

開咬會造成發音的異常，D的音發成T的音，S音容易發成Z的音，就是大家常說的大舌頭。我小時候ㄕㄙ不分，老師怎麼教我就是改不過來，後來甚至跟我爸爸說了這件事，但是我爸爸覺得孩子平安長大健康就好，其他都不重要。其實我不健康，鼻子常常過敏，要吃感冒藥，上課也常昏睡沒精神。孩子的發音異常若是結

**開咬錯誤吞嚥前後動作**

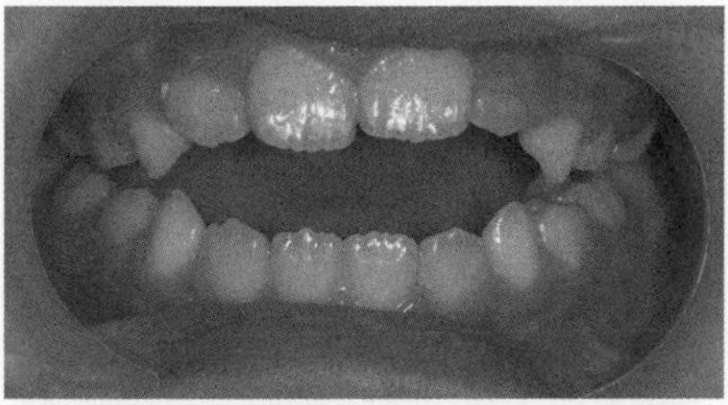

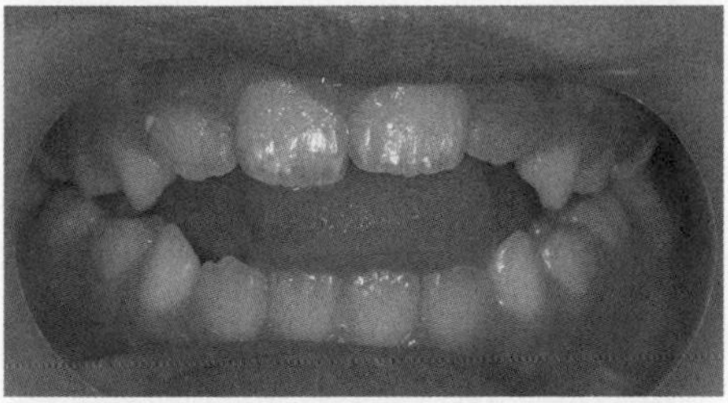

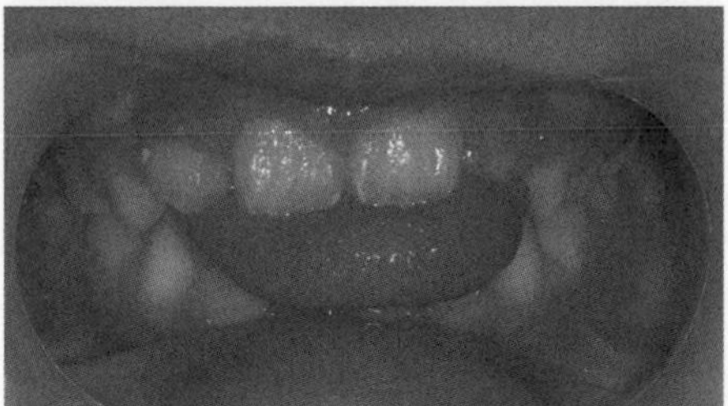

構造成的問題，不是說改就能改的，但或許可供老師們參考：習慣與結構的問題，往往是學生學習受限的原因，不改變結構上的問題，進步的空間就有限。

## 誤嚥造成的吸入性肺炎

發音異常，吞嚥就會有問題，正常吞嚥時舌頭是在發音C的位置，吞嚥時舌頭會輕輕往上顎提，往後捲吞，不會往前推門牙，軟顎上提後關閉鼻腔通道，會咽軟骨往下關閉氣道，咽喉產生吞嚥反射，口腔會產生負壓使食物進入喉嚨。但吞嚥習慣異常的人舌頭會往前推、往上提、再往後推才吞，往前推這個約半秒鐘的動作拉長了吞嚥的時間，常會噎到，等於增加吸入性肺炎的風險，甚至會影響身體的姿勢。

吞嚥異常的習慣容易讓患者在進行吞嚥時發生噎到食物或是嗆到水的狀況，在身體狀況好的時候也許不覺得，但在感冒或是生病時，噎到或嗆到的機會就大增，因為這時候身體的反應變得比較不靈敏，習慣的錯誤造成的危害就會大增，特別是食物不小心進到肺部發生吸入性肺炎的機會非常高，所以吞嚥異常的習慣必須盡早改善。

# 3-4 回歸自然的矯正觀念

## 是要治療疾病還是要獲得健康？

口呼吸與吞嚥異常的問題對身體影響的層面這麼大，只是大部分的患者都不自知，反而是因為發現自己或小孩的牙齒不整齊了，臉型變不好看了，才想要到牙科診所給牙醫師檢查。甚至不少病人是因為其他原因到牙科才被牙醫師主動告知有牙齒矯正的必要，然後逐步進入牙齒矯正的治療流程，幾乎沒有是因為想要改變口呼吸或吞嚥習慣而主動就診的，這是為什麼呢？主要是口呼吸與吞嚥異常都不是立即有危害的毛病，跟缺氧的問題一樣較不易被察覺，加上不曉得問題的嚴重性，所以被忽視了，就跟彎腰駝背一樣，大家都知道這對身體健康影響甚鉅，但因為不容易注意到身體姿勢的細微改變，所以常常被忽略。

口呼吸與吞嚥異常是急需改變的不良習慣，然而改變的不只是習慣本身而已，藉由改正舌頭與臉部肌肉的使用習慣，病人習慣用鼻子呼吸了，顎骨的發育就會變得正常、牙齒排列可以變整齊，臉型改善了，身體姿勢也能逐步改善。而在說明口呼吸與吞嚥異常的治療流程之前，希望讀者先了解疾病與治療的相互關係，理解治療的目的是為了健康，最後才藉由醫師的協助，真正獲得身體異常部位的改善與整體功能的提升。

由於醫療的進步，很多疾病的預防與治療都獲得突破性的進展，也讓很多傳統的醫療面對了新觀念的挑戰。以高血壓與糖尿病的治療為例，傳統上為了降低這些慢性疾病對身體造成的危險，會服用像是降血壓與降血糖的藥物，原本的用意是為了降低這些疾病對身體所造成的危險，特別是心與腦血管的相關病變，現在卻變成常態性的用藥，病人一有高血壓或糖尿病，醫師就馬上開出降血壓或降血糖處方，真正造成高血壓與糖尿病的原因似乎變得不是那麼重要了。

### 常見以藥物抑制症狀的疾病

| 疾病 | 藥物抑制症狀 | 抑制症狀的反效果 | 治本之道 |
|---|---|---|---|
| 高血壓 | 服用降血壓藥物，以預防心與腦血管病變等危險 | 缺氧缺血的器官更加缺氧缺血 | 多深呼吸，提升血氧量<br>緩和運動，促進血液循環 |
| 糖尿病 | 服用降血糖藥物，以預防心與腦血管病變等危險 | 血糖轉換成毒害更大的內臟脂肪，對身體產生更長久的危害 | 深呼吸，促進胰島素效能<br>緩和運動，促進血糖消耗 |
| 感冒咳嗽流鼻水 | 止咳與止鼻水藥物 | 排毒功能被抑制，最後殘留在身體裡面造成更大的危害 | 做好保暖措施<br>補充適當水分<br>養成運動習慣 |

## 是要獲得美麗還是要獲得健康？

矯正不該一味追求美麗，更重要的是要促進健康，若是盲目的追求美麗，失去的可能是一輩子都換不回來的代價。審美觀可能會隨著時間而改變，譬如唐朝美女要胖才美，可是健康的標準卻是始終不二。所以評估矯正前應做足功課，在促進健康的前提下決定用什麼樣的措施或裝置，否則牙拔了就回不來了。以下簡單列示一個以回歸自然為理念的矯正過程必經的程序及裝置，提供讀者參考。

### 矯正病歷的建立

牙齒排列受到頭骨發育、咀嚼習慣、舌頭與臉部肌肉使用習慣與遺傳等因素影響，所以牙醫師在決定治療計畫時，就必須回顧所有的資料，以擬定出最佳的治療規劃。

### 矯正拔不拔牙有關係

矯正牙齒要不要拔牙，常在學術上引起爭議。在牙齒外暴的矯正治療中，如果

● 先改口呼吸與吞嚥異常的壞習慣

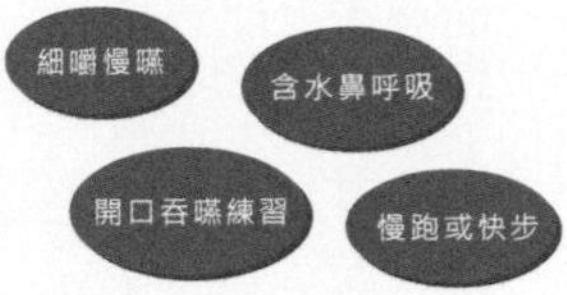


● 吞嚥訓練器協助鼻呼吸與吞嚥動作改善
加快矯正速度，減輕矯正後復發的問題。

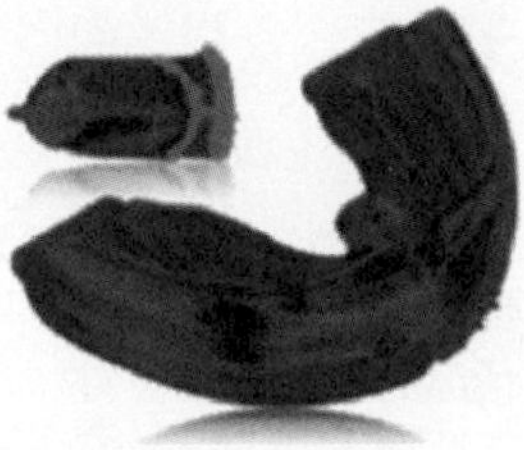

● 視情況撐開牙弓，增加牙齒排列空間！

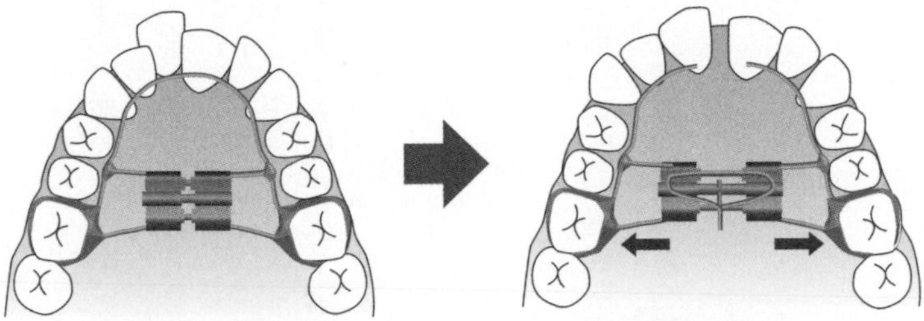

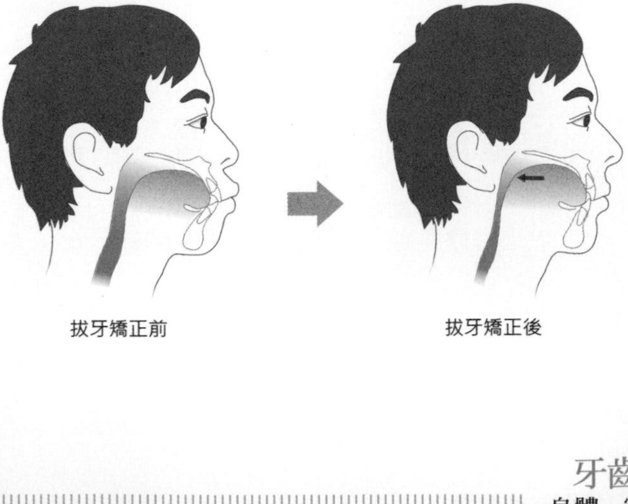

拔牙矯正前　　拔牙矯正後

從美觀的角度來看，用拔牙來矯正牙齒往外暴出而造成臉型不美觀的問題，既快又有效，而從功能的觀點來看，得用繁複的治療流程換來一輩子的健康。到底誰是誰非，大概永遠也不可能有定論，只是醫師視病猶親，將前來矯正的病人當作自己的親人，免不了嘮叨嘮叨的跟病人說明健康的重要、咀嚼的重要、運動的重要還有飲食的重要，希望病人能降低美學上的主觀要求，重新思考如何以健康的觀點來看待牙齒的問題。特別是牙齒幾乎決定了身體的健康，不管是從消化、呼吸或是骨架的角度，牙齒咬合都處於關鍵的一環，當要考量拔牙矯正時，一定要再次確定是不是真要治療「臉蛋不漂亮」的疾病？這裡我試著從創造健康的角度來看待齒列不整，希望透過我的解說，讓想矯正牙齒的病人可以用不同的觀點來思考，並獲得真正的健康！

有一位患者因為暴牙而造成的美觀因素前來求診，經過全口X光的評估，發現病人的舌頭剛好貼著門牙，假設不考量病人有顎骨狹窄、以及口呼吸與吞嚥異常的不良習慣，我們可以拔除左右的小臼齒，以騰出空間讓往外暴出的牙齒向內移動，排列得更加整齊，嘴脣也能回到鼻尖到下巴前緣相連的美觀線之內，而且臉型改變將讓病人表情更加柔和，一切看似完美。只是這位患者的舌頭不小，所以當暴牙往內移動改變臉型的同時，舌頭也被迫往後移動而壓迫到氣道，一方面會造成氣道狹窄，血氧量降低，長久下來將造成身體的慢性疾病；一方面若原來吞嚥時舌頭過度往前推動的異常習慣沒有改變，即使牙齒矯正後，舌頭往前推的力量不會因此終止，所以牙齒仍會慢慢的往原來的暴牙位置移動，最常見的就是牙縫又打開了，維持牙齒排列的空間維持器也擋不住。所以問題的癥結是口呼吸、舌頭、嘴脣與臉部肌肉的使用習慣必須改變。

又比如下文這位病人的牙齒排列得十分擁擠，連即將萌發的牙齒都沒有空間長出，一般人可能會直接拔牙矯正，可以很快速將牙齒排列整齊，也可避免牙齒往外暴出，犧牲了臉部的美觀。只是直接拔牙矯正可能造成的後遺症很多，例如：直接造成鼻道狹窄，進而增加鼻子過敏的機會；造成舌頭活動空間減少，影響咽喉部分氣道變狹窄等，都會因呼吸問題導致血氧量降低，進而影響健康。因此，我建議以顎骨擴張器取代直接拔牙矯正。

## 以顎骨擴張器取代拔牙

有位讀國小的小病人由媽媽大老遠帶來要矯正牙齒，小朋友的媽媽已經去了幾間牙科診所評估過，但因朋友推薦，還是帶來我的診所看看。當小朋友把嘴巴張開，很明顯可看出牙齒排列非常凌亂，我才說出口，媽媽就很洩氣的說：「所以要拔四顆牙齒對不對？」我沒有馬上回答，再仔細看看小朋友的臉色與牙色——一臉倦容，且牙齒顏色偏黃，接著習慣性的關心小朋友是不是常熬夜，有沒有吃飲料、零食等習慣後，就請小朋友站起來。我觀察到他有彎腰駝背及口呼吸的一些典型特徵，便請小朋友試吞個口水，嘴脣肌肉過度用力顯示了小朋友的吞嚥習慣可能有異常，加上觀察了小朋友的全口X光，這時我建議不要急著拔牙，而是先利用功能性矯正裝置，協助小朋友改善因鼻道狹窄導致口呼吸、因舌頭習慣不良導致吞嚥異常的問題後，再看看是不是一定要拔牙。幾個月過去了，小朋友不僅牙齒變整齊了，且因為上顎骨撐寬後，鼻道打開，呼吸也變得順暢。最開心的還是媽媽，因為小孩子不只牙齒整齊多了，精神也變好，更重要的是成績進步很多，以前常常被老師提到注意力不集中，現在則是常被老師稱讚。而對醫師來說，治療獲得的是健康而不只是改善疾病症狀而已，這才是真正的價值與目的。

## 不要輕易就選擇拔牙

一般牙醫師常以拔牙解決上述病人的問題而非安置擴張器。顎骨擴張器屬於比較醫療層次的作法，需要先印製牙齒模型，然後才製作顎骨擴張器，協助將顎骨橫向擴張開來，一般可採用搭配吞嚥訓練器使用的顎骨擴張器，至於特定需要快速擴張顎骨的病人，則會採用固定式顎骨擴張器。

顎骨擴張的黃金時間是八到十二歲的骨骼發育高峰期，但的確有不少醫師會請病人十二歲以後再過來矯正，理由是顎骨已大致發育完成。但這是對嘴唇周圍肌肉功能性及其他造成的影響不夠理解，事實上應盡量在下顎乳、犬齒脫落前就先將下顎撐寬；上顎骨一般在十六歲前都比較容易撐開，所以急迫性稍低，但若有口呼吸問題，仍建議盡早處理。這樣的案例，一般牙醫師幾乎就是直接以拔牙矯正處理，但這個孩子鼻道狹窄，拔掉之後恐怕對日後健康會產生極大隱憂，所以我採取了顎骨擴張器搭配矯正器的治療，達成這看似不可能的任務。事實證明，這其實是可行的（如圖）。

利用功能性矯正裝置矯正後

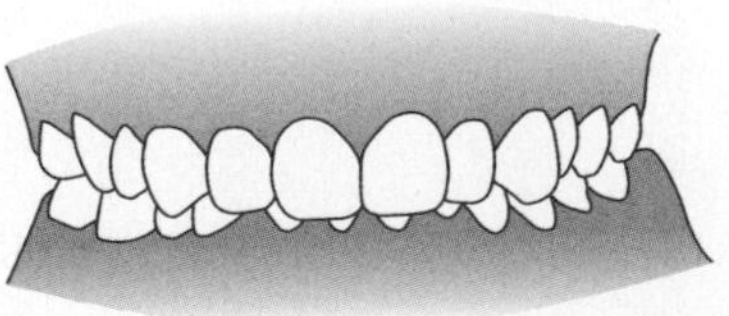

矯正後牙齒移位，咬合坍塌

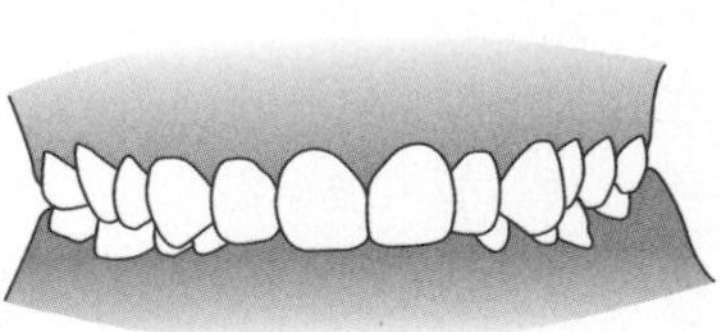

## 上顎功能性矯正

2012.07.03 拆除撐口器

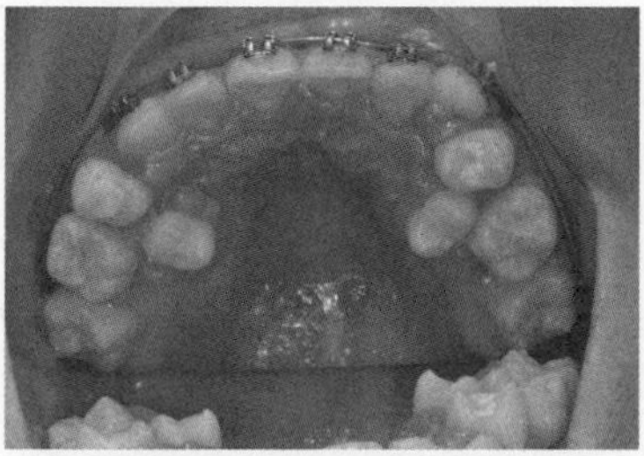

2011.10.28 初診

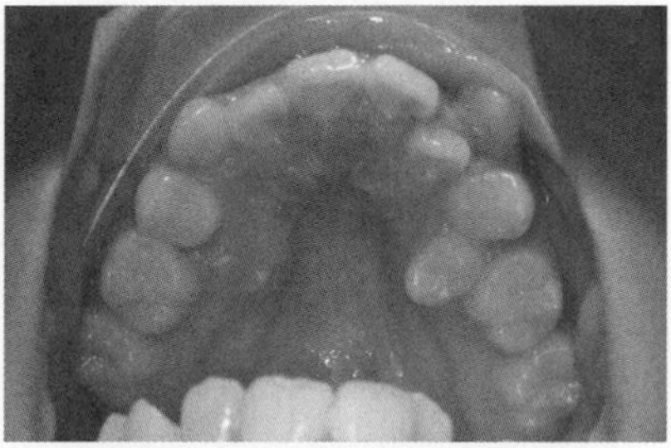

2012.12.13

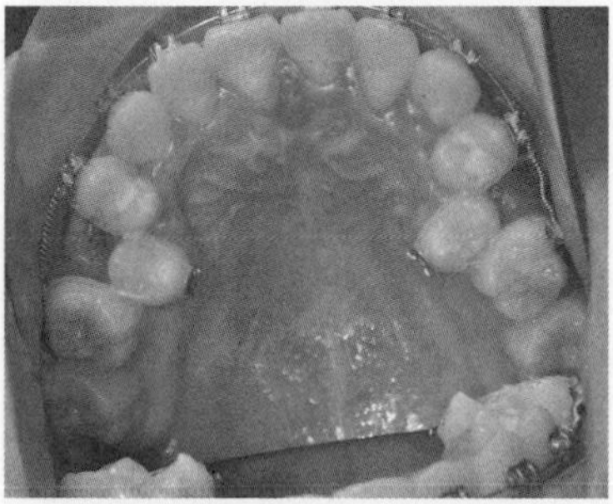

2011.12.16 第一次配戴撐口器

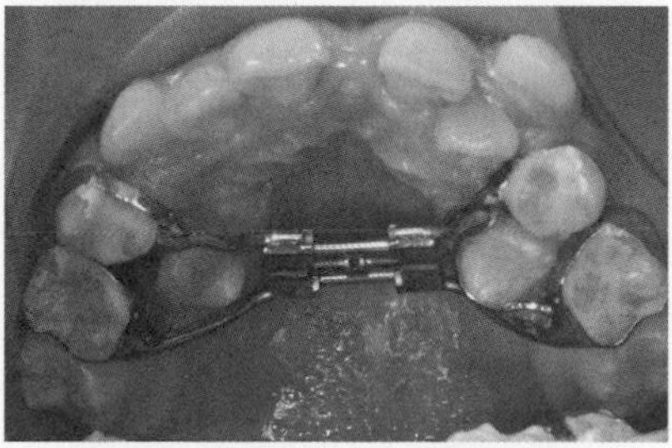

2013.02.19

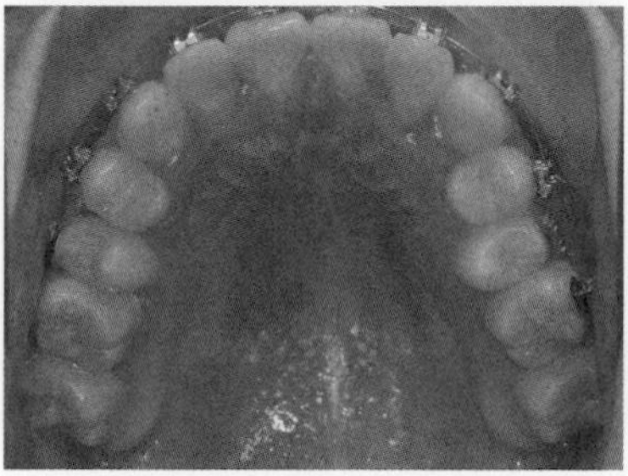

2012.02.28 第二次配戴撐口器

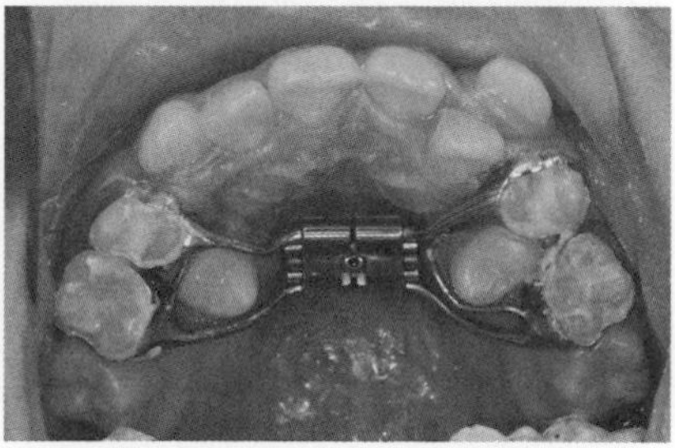

**撐開上顎術前、術中、與術後**

術前

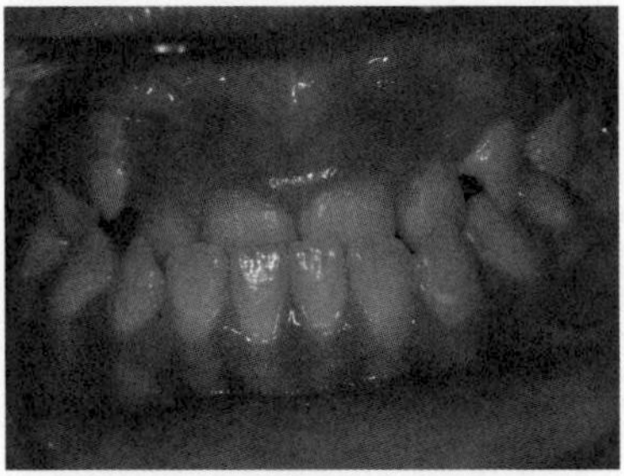

術中

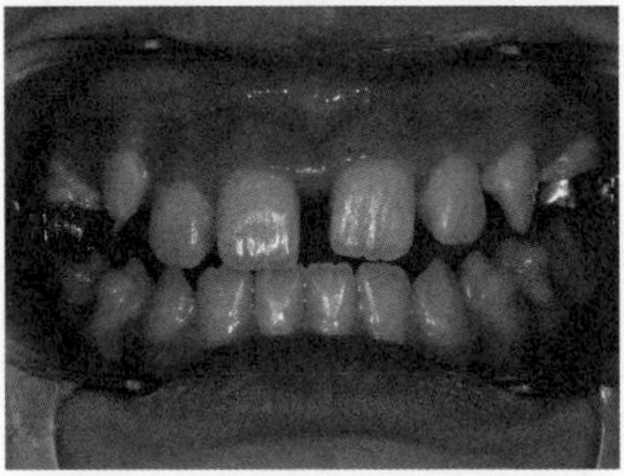

術後

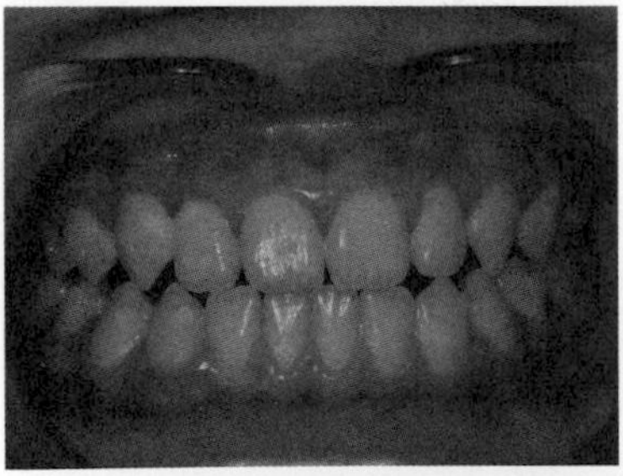

短短一個月時間，透過快速撐口器協助將上顎骨頭撐開，既改善牙齒排列問題，也改善鼻道狹窄。

人是很奇妙的動物，每顆牙齒的位置都是骨骼、舌頭和臉部肌肉在結構與功能上的妥協，事實上，牙齒可能被迫移動到不理想的位置，但透過適當的矯正幫助，牙齒就會移動到理想的位置。若利用矯正將牙齒移動到合適的位置，不僅牙齒整齊漂亮，咬合、咀嚼與呼吸的功能都會增進，頭顱骨與脊椎骨也因此活化，身體自然健康，這點可以從運動員藉由牙齒矯正增進了成績看到成果。但若將牙齒移動過了頭，同樣也會有牙齒移動受限的狀況產生。在歐美有些矯正醫師會透過能量醫學的手環等能量測試的方式，協助將牙齒移到理想的位置以改善身體的疾病，但常會發現理想的位置未必是最美觀的位置，因為牙齒必須跟骨骼與肌肉的位置與功能性妥協。反過來說，牙齒不整齊的各個病徵，也是牙醫師尋找影響身體健康根本問題的蛛絲馬跡。

## 骨質流失是矯正的大敵

現在病人矯正的時間越來越長，難度也越來越高，矯正品質卻越來越差，其實很多都不是牙醫師技術上的問題，而是因為飲食習慣改變，食物過於精緻而不需要咀嚼，牙齒缺乏咀嚼而造成顎骨硬度變差，皮質骨變硬了但裡面的海綿骨卻軟趴趴。其中甜食等含糖較高的食物對骨頭影響非常大，不僅影響鈣質吸收，也造成骨頭的厚度不足。

骨質疏鬆的牙齒顎骨海綿骨部分在X光片中會顯得比較黑，鈣質吸收不良的牙齒皮質骨寬度會太窄，導致矯正時牙齒必須在很窄的牙床上移動。如果牙床夠寬，牙齒移動就有效率；如果牙床太窄，有時牙齒會移不去，導致矯正效果不彰。此外，牙齒在排列時也會受骨頭的硬度影響，硬度若不足，牙齒常會歪一邊，矯正排列整齊後也容易又亂掉。

鈣質流失是指骨頭量的減少，而骨質疏鬆是指硬度不足。現在的人大都同時有這兩種問題，主要是因為飲食習慣改變，食物不太需要咀嚼，另外就是是飲料、零食等含糖成分攝取過多造成鈣質不足，加上現在的人少晒太陽，使得體內無法自行合成維他命Ｄ，也是造成鈣質不足很大的原因，缺乏運動更是關鍵。這幾個原因都造成骨頭條件變差，矯正難度變高，病人想要一口整齊的牙齒，卻往往沒辦法如願。小時候乳牙掉了，骨頭一定比恆齒寬，牙齒才長得出來，可是我在臨床上卻發現很多病人牙根的骨頭幾乎只有薄薄的一層，可見此種狀況一定是後天飲食而非先天因素造成。

恆齒比乳牙還寬，當初骨頭若沒有足夠寬度恆齒不會長得出來，現代人骨頭都薄薄一層，一定是後天影響而來。

因為牙齒的移動會被限制在硬度較高的皮質骨頭範圍內，所以當需要整顆牙齒移動時，就需要先評估皮質骨對於牙根移動的限制，才能比較準確的預估矯正成果。現代人飲食越來越精緻，糖分攝取過多，又嚴重缺乏運動，都大大影響鈣質吸收，進而造成骨質密度嚴重不足。年紀輕輕骨質就開始出現流失的人比例大幅增加，所以矯正治療的時間越來越長，且矯正結束後，也容易因為鈣質流失的趨勢沒有停止，而讓矯正的成果逐漸變回矯正前的病態，甚至造成部分矯正病人比一般人更容易發生牙周病。

## 解決缺牙問題的幾種選擇

提到缺牙，一般人大概只會想到植牙，而且費用很高，但你知道還有其他又好又便宜的方法嗎？經濟狀況允許的人最好的選擇當然就是植牙，而經濟負擔比較重的人難道就只能選擇次一等的牙橋、固定假牙或活動假牙嗎？在做任何重大的決定前，最好有足夠的認識，才能兼顧到健康又不必多花冤枉錢。以下舉一個二十歲女孩的

**乳牙更換成恆齒，牙床應該一樣寬**

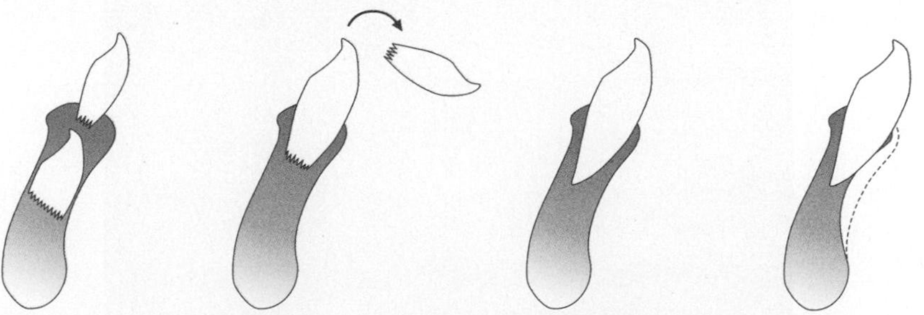

故事。

有一位二十歲的女孩在朋友介紹下，由媽媽陪同一起過來診所評估人工植牙。女孩長得亭亭玉立，儀態十分良好，一開始我還懷疑這樣端莊漂亮的女孩，怎麼可能需要植牙，但是經過口腔的檢查與X光片的研判，女孩口內有四顆牙齒需要重建（如圖所示），其中已經有一顆缺牙了，而另外有三顆牙齒則是已蛀到需要拔除的地步。不用說，她的年紀已經超過骨骼發育期，人工植牙自然是第一選擇，但也因為才二十歲，所以我建議一顆牙齒採用人工植牙，一顆牙齒利用智齒矯正往前移動取代，另外兩顆牙齒則是將智齒拔過來做自體移植。經過說明後，我向病人預估手術費用，家長很訝異費用竟不到別間診所診療費用的一半，反而心生懷疑。雖然我再三耐心解

漂亮女孩的口腔 X 光片

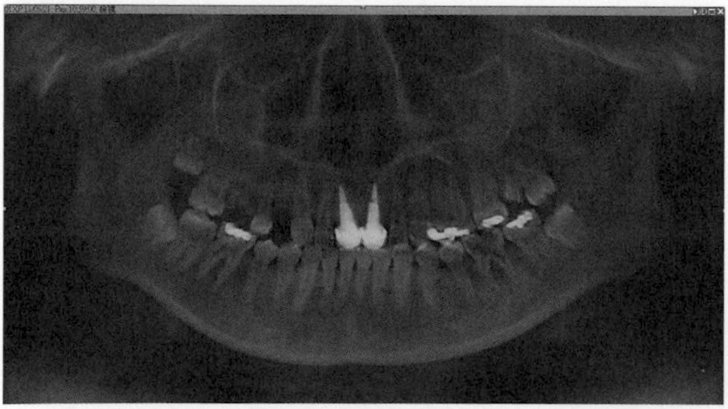

釋，但媽媽還是帶著困惑離開了診所，決定到其他醫療院所多詢問清楚後再決定。

過了一個多月後，媽媽帶著女孩第二次前來診所，而詢問其他醫療院所的牙科醫師的結果是，一間區域醫院的牙醫師提到自體移植方法並不可行，建議做牙橋；另外一間醫學中心的牙科醫師則贊同我的建議，只是費用跟四顆人工植牙的費用一樣，連同植牙、矯正與自體移植，至少要三十萬元以上。女孩的家境不錯，自然不可能因便宜而接受對牙齒破壞性較高的傳統牙橋，所以選擇了自體移植的治療，一方面不想捨近求遠，一方面考量到我是經朋友介紹有一定的口碑，且費用遠低於醫學中心，所以還是回來希望由我來治療。之後經過不到一年的時間，人工植牙完成了，局部矯正結束了，而自體移植過去的智齒不僅順利達到咀嚼的功能，且因為病人年紀還輕，智齒的牙根尚未發育完成，所以移植後可以繼續生長，等於是多了兩顆「活著」的全新牙齒。過程中，除了局部矯正起步較晚而耽擱到治療的時間，其餘不管是自體移植與人工植牙，都完全跟原本的牙齒一樣，連我自己都感到欣慰，等於替病人的口腔創造出新的生命。

其實要解決缺牙的咬合問題不是只有一種方法，讀者不妨多方詢問比較後再下決定。

植不植牙學問大

再來是目前最受矚目的植牙議題，植牙前做足功課可以減少誤會，自己也會更放心。在治療上，評估越周全，做法越嚴謹，就越能降低風險。雖然植牙手術是醫師的事，但很多時候都需要患者配合，才能順利達到追求健康的目的。

如果可以自體移植，當然是自己的牙齒最好，堪用的智齒條件當然是沒有蛀掉且非阻生齒。有的人說智齒一定要拔，反正留著也是蛀掉，不過若以上面的案例看來，智齒就像是備胎，拔掉就可惜了。什麼樣的智齒可以保留不拔除呢？原則上，不會造成疼痛的智齒就不需要拔除，但前提是不會造成鄰近牙齒的傷害，若是推擠到前面的鄰牙，造成牙齒被嗜骨細胞侵蝕，或者造成鄰牙不易清潔而蛀牙，就應考慮拔除。另外，有對咬牙（對向也有智齒者），而位置良好且容易維持清潔的智齒，通常建議要保留下來。埋在骨頭中的水平阻生齒，只要不與外界口水接觸，也是可以不拔的。

## 缺牙不處理

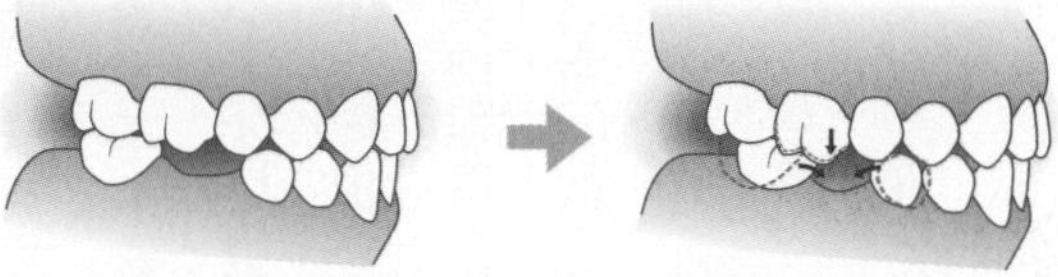

缺牙不處理導致上面牙齒往下掉，前後牙齒傾倒。

## 缺牙的處置

步驟一

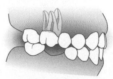

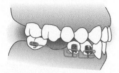

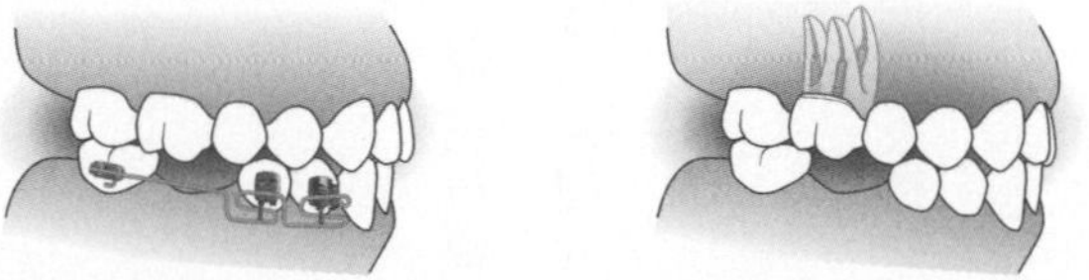

先將傾倒的牙齒矯正扶正後，往下掉的牙齒經過根管治療與釘子強化後套上牙套保護。

步驟二

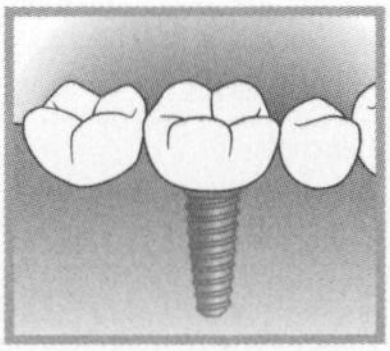

人工植牙

或

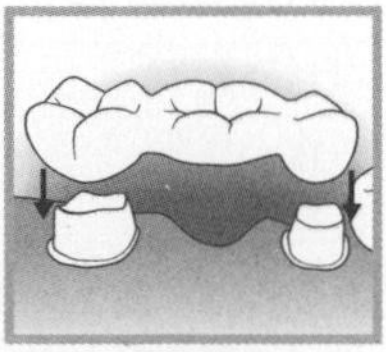

衛生牙橋

## 植牙三要件

### 一、確實了解與評估

❶ 建立植牙病歷

患者基本資料、病史紀錄、口內外照片、牙齒模型、牙科電腦斷層

❷ 口腔整體評估

開口程度：影響植牙器械是否放得到嘴巴裡面

咬合狀況：咬合高度若有喪失，需要重新建立

前牙深咬：深咬會讓上門牙區假牙容易鬆脫

❸ 缺牙原因

因為牙周病拔牙：預估未來植體周圍發炎機會高

因為咬裂拔牙：預估未來植體上方的假牙陶瓷容易裂掉，甚至鬆脫

缺牙時間是否過久：評估植牙區骨頭是否萎縮嚴重

### 人工植牙與自然牙齒哪裡不一樣？

| | 自然牙齒 | 人工植牙 |
|---|---|---|
| 牙根 | 較寬 | 較窄 |
| 牙齦高度 | 較高 | 較低 |
| 牙周韌帶 | 有，自然牙齒受到咬力時會輕微下沉緩衝撞擊力道 | 無，受到咬力時無法緩衝撞擊力道 |

❹角質化黏膜狀況

寬度：不足時，會容易發生食物堵塞與植體周圍發炎

厚度：不足時，未來植體周圍骨頭容易萎縮，且假牙較不美觀

❺骨脊外型

寬度：評估是否需要做導引骨頭再生，或是需要先移植骨塊

高度：評估是否需要先移植骨塊，或是改用短植體

❻對咬牙齒狀況

與對咬牙齒距離：評估是否有足夠高度製作假牙

對咬牙齒是否有假牙：特別是金屬牙時，未來容易造成植牙的假牙陶瓷裂掉

❼相鄰牙齒狀況

相鄰牙齒：若有傾倒，需要矯正協助扶正相鄰牙齒

牙周病：若牙周骨頭破壞，則需治療牙周病，並建議做有氧運動提升身體含氧量

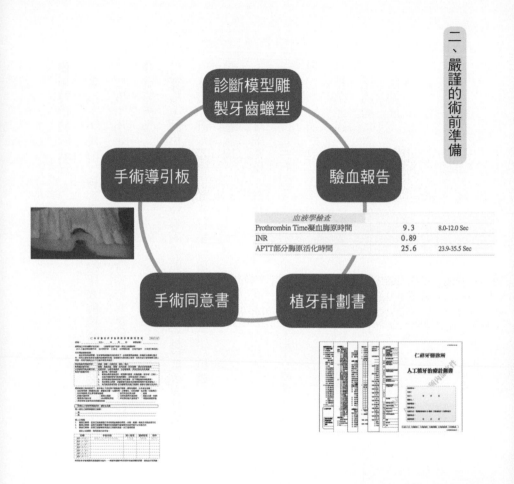

## 二、嚴謹的術前準備

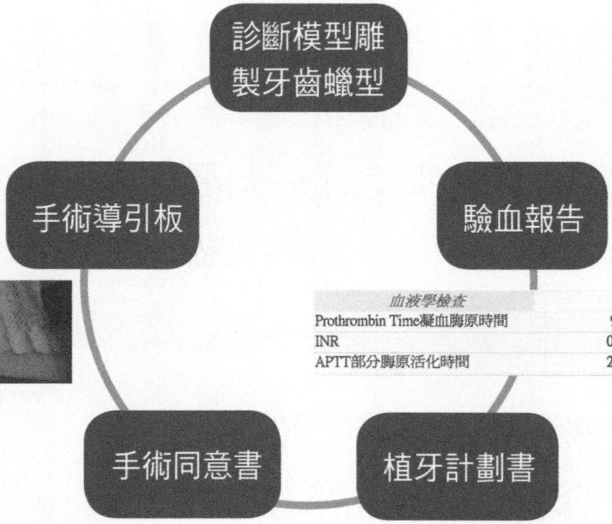


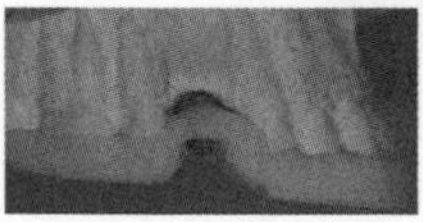

| 血液學檢查 | | |
|---|---|---|
| Prothrombin Time凝血脢原時間 | 9.3 | 8.0-12.0 Sec |
| INR | 0.89 | |
| APTT部分脢原活化時間 | 25.6 | 23.9-35.5 Sec |

## 三、做個配合度一百分的病人

抽菸、甲狀腺亢進、因骨質疏鬆而服用福善美與因C型肝炎而施打干擾素是植牙的四大敵人。健康應該是由自己保護的，醫師已盡力做了該做的工作，其餘就是要靠病人自身的配合與努力，例如：手術後確實配合注意事項，少抽菸、多運動，養成良好的生活習慣，免疫力提高，傷口自然癒合得快，而且能夠提高植牙的成功率與使用壽命。

part 4

# 有敏感性牙齒<br>可能是精神壓力太大！



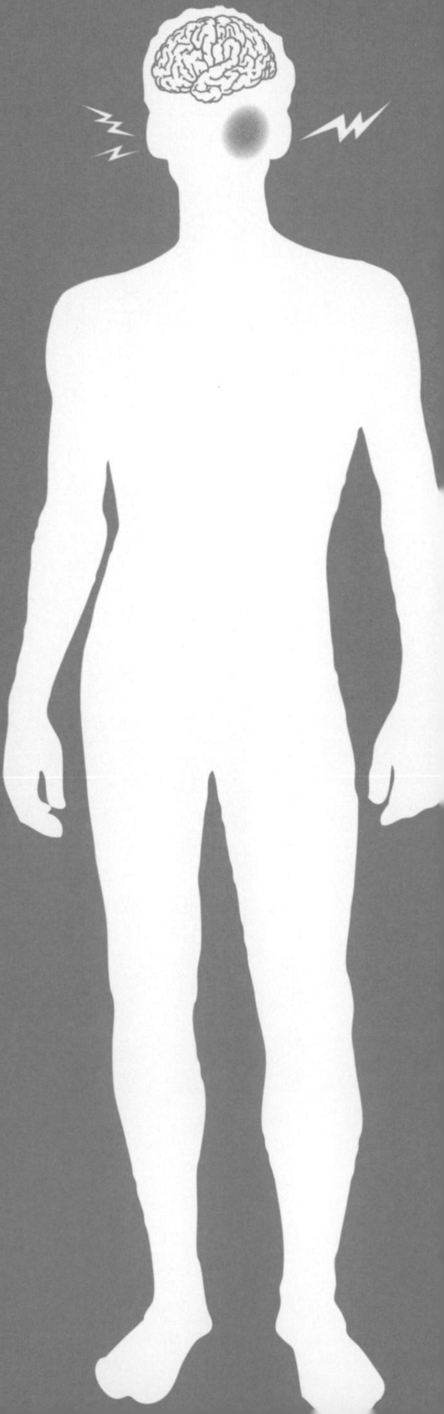

這個議題猛然一聽，會覺得非常狐疑，很難想像兩者會有什麼直接關係，難不成牙齒也會思考、也有感覺？當然不是囉，雖然壓力是間接影響牙齒健康，但這個影響卻是很明確也很重大的，就像我有個從事法務相關工作的病人，做事一絲不苟，也許內在上給自己的要求甚高，而外來的工作壓力又大之故，整個人就顯得非常緊繃，雖然總是乖乖定期洗牙，可是每次看她逐漸被磨平的牙齒，及咬合過大而震裂的齒頸部，不禁替她擔心起來，因為這些牙齒的問題都算好解決，但是對健康造成的隱憂，才是更需要被關注的，所以要澈底解決問題，只能從源頭著手，適當紓解壓力。

很多人都有牙齒敏感的問題，牙齒敏感的根源不外乎有蛀牙、咬耗或是被牙刷刷耗等，而後兩者就像是現代人常見的文明病，所以時下經常可見「抗敏感牙膏」的行銷廣告，似乎只要使用了抗敏感牙膏，所有牙齒敏感的問題都能迎刃而解。然而若不確實找出真正的病因，抗敏感的治療不過就是鴕鳥心態，放任病情繼續惡化。這個章節要告訴大家，牙齒敏感不僅是咀嚼或刷牙習慣造成，也可能是口內酸性偏高的助長更可能與心理層面有關。牙齒外型隱藏著身體健康的許多秘密，牙醫師從牙齒上的一些蛛絲馬跡，就能找出牙齒敏感的成因，也可以探究牙齒主人的個性與習慣，可以得知為何這個人會生病、會生什麼病。

# 4-1 牙齒的辛酸史

## 有敏感性牙齒代表嚴重的酸化問題

現在的人因為工作壓力大，臉部肌肉經常過度施力，造成牙齒嚴重咬耗。我們都知道牙齒外層的琺瑯質是很堅硬的，所以如果發生咬合磨耗的情形，就代表牙齒已經嚴重酸化，出現變軟的問題。不論是磨牙、嚼檳榔、大量吃青菜蔬果，都是在琺瑯質軟化的情形下才得以破壞牙齒。咬合磨耗就是牙齒的咬頭

牙齒構造與牙本質小管

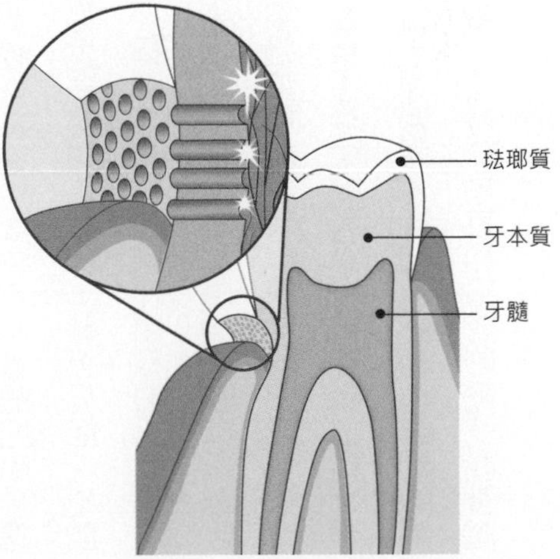

被磨平，牙齒的安全帽不見了，裡面的象牙質（牙本質）露了出來，慢慢的就不能咀嚼，而因為象牙質較軟，抵抗咬合的能力較差，象牙質中通到牙髓的管子——牙本質小管（Dentinal Tubule）失去保護，牙齒就容易敏感，這時候病人就會告訴牙醫師：「醫生！我一喝水牙齒就很酸。」

通常牙齒嚴重酸化的病人腸胃都不好，而牙齒敏感就不敢刷牙，牙垢容易堆積，久了容易造成牙周病或蛀牙，此時連單純的咬合都會造成咬合凹溝的凹陷，進而造成咀嚼效率降低（平面的研磨效率比粗糙面的研磨效率差），甚至只能咬不能磨（咬合平面變得凹陷多而無法研磨），最後牙齒就容易咬裂。什麼樣的人容易出現上述的情形？喜歡吃酸的食物或有胃食道逆流的人，牙齒容易遭到破壞；另外，刷牙太大力或是刷牙時牙膏擠太多，牙齒也會被過度拋光，而破壞了牙齒表面。

前面提過，牙齒咬耗或是刷牙時的磨耗，都是十分困難的事，但實際上就是有很多人都發生了。除了飲食本身或是胃食道逆流對牙齒直接的酸化破壞外，許多中壯年男女也有牙齒咬耗與牙齒齒頸部磨耗的特徵，又是什麼原因造成的呢？我嘗試以故事做說明：

一天，逐漸被磨耗的琺瑯質受不了了，問牙齒說：「牙齒啊！你每天跟對咬的牙齒咬得那麼緊，把自己都磨耗了，你幹嘛虐待自己啊？」

牙齒說：「我也不願意啊！我就長在骨頭上面，骨頭不動我也不能動啊，我只是跟著骨頭動而已。」

骨頭說：「牙齒啊！你不要怪我，我也是受害者，要不是臉部的肌肉收縮那麼用力，我哪會移動呢？再說你這麼堅硬，有時候臉部肌肉力量太大，你們硬碰硬的互不相讓，我只好像造山運動一樣，把牙齒周圍都鼓了起來，好更加鞏固你，不讓你往後退。」

臉部肌肉聽到了也表示無奈，並說：「我也不想那麼累啊！自主神經每天像在打仗一樣，要我隨時緊繃著，連放假在家沒事做，自主神經也習慣性的要我用盡力氣準備打仗，我也是逼不得已啊！」

自主神經聽到了就抱怨道：「別怪我，我工作太多了啊！我要管心跳、血壓、血糖、排便、排尿，每天要替我們的老闆『大腦』做好多工作，忙到只好把大部分工作都自動化，要不是有我像交通號誌一樣指揮交通，大家早亂成一團了！」

## 牙齒的辛酸你知道了嗎？

自主神經系統更好比人體的導航系統，每天都幫大腦管理好多好多事。以咀嚼為例，咀嚼到底是由大腦掌管還是自主神經系統掌管呢？其實兩個都可以掌管，但是一般在吃東西時，當大腦命令手將食物放到嘴巴裡，自主神經系統就接著開始命令臉部肌肉控制牙齒所在的上下顎骨開合（節律動作），間接讓牙齒得以用肌肉記憶中的力量咬合，當咬到硬物，像是碎骨頭或魚骨頭時，牙根周圍布滿牙周韌帶內的本體感覺接受器，會將剛剛接收到的「壓力異常」訊號傳送到頸椎，這時頸椎的自主神經系統會先下命令給顳顎關節周圍肌肉群，要求他們將上下顎彈開避免牙齒受損，同時也將「剛剛咬到硬物」的訊號送至大腦，當嘴巴已經張開時，大腦才開始思考剛剛咬到硬物的事情該如何處理。也就是說，咀嚼是由身體的守護神「自主神經系統」控管，大腦平常僅負責品嘗食物的酸甜苦辣鹹。因此平時咀嚼的咬合力道或不吃飯時也緊咬牙關的行為，其實都不是大腦命令的，而是由自主神經系統掌控。自主神經系統每天控管應該放多少力量在臉部、唾液的分泌量、心跳速度、血壓高低，因此一個人咀嚼的力量與方式，往往會因為自主神經系統長時間的經驗累積，產生特定的模式。

習慣了咬食物的人，就會不曉得如何磨食物；同樣的，習慣咬緊牙齒的人，就不容易體會口腔周圍肌肉放鬆的感覺。這是因為自主神經系統已經將這些習慣變成反射動作，就像是胃酸的分泌、血壓的高低等，也是人無法控制的，屬於自主神經系統的習慣性保護反應。當壓力過大、姿勢異常、大腦太忙碌，自主神經系統就會被迫用更異常的方式保護身體。所以說，藉由不同於標準咀嚼習慣的咬合特徵，就能簡單從牙齒看出一個人的生活方式與個性。

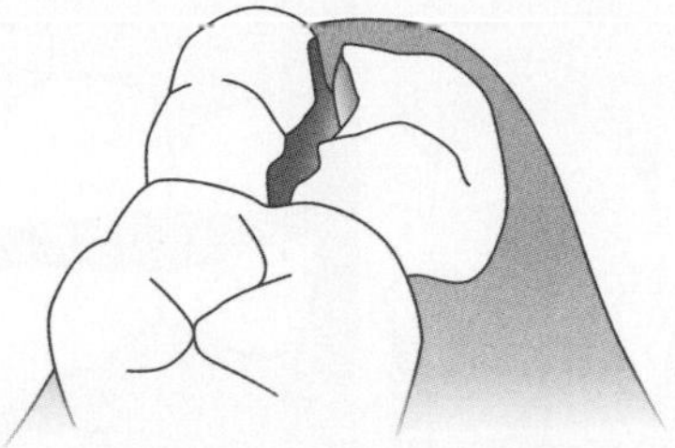

咀嚼得過急，容易造成牙齒咬裂

# 4-2 急性子與齒頸磨耗

## 牙刷可以將牙齒刷凹？

牙齒的齒頸部磨耗幾乎是現代人的通病，若你有到牙科診所看診的經驗，牙醫師都會叮嚀要改用軟毛牙刷，刷牙的力量要輕一點，不然牙齒表面被刷耗，輕則需要填補凹陷，嚴重時甚至需要根管治療。然而牙齒的琺瑯質是人體最堅硬的部位，需要用跟鑽石一樣堅硬的鑽針才能修磨得動，這麼堅硬的部位為何會被刷凹呢？俗話說：「滴水可穿石。」每天用力刷牙齒似乎是最可能的理由，但牙齒可不是一般的石頭，咬花生都很不容易破壞牙齒琺瑯質了，何況是柔軟的刷毛？不過當口內環境開始

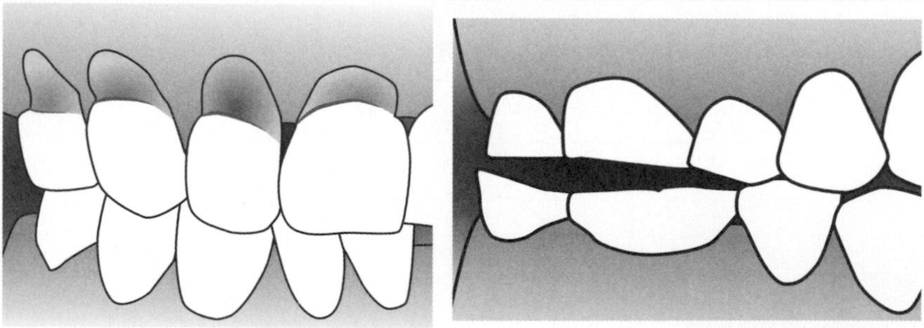

齒頸部磨耗　　牙齒咬合面磨耗

酸化時，也就是口內的酸鹼值降到 pH4 以下，雖不會產生蛀牙，但琺瑯質卻會因為酸蝕而變軟，時間一久，就可以看到牙齒變亮、變黃，此時若沒有立刻讓口內的酸鹼值恢復到中性就急於刷牙，便會產生更嚴重的牙齒外型改變，例如牙齒齒頸部的磨耗。

遭到酸蝕的牙齒有什麼特徵呢？一是牙齒的表面變亮（等於被拋光、磨亮，都是破壞），二是牙齒因為白色半透明的琺瑯質被酸蝕變薄，裡頭象牙質的黃色就會透出來。當有牙齒齒頸部磨耗後，就必須要用複合樹脂或薄瓷貼片將牙齒整面的琺瑯質重建，要補得漂亮非常耗時費工。我在長年臨床的經驗中發現，這群有牙齒齒頸部磨耗症狀的病人，似乎都是做事非常用心的人，於是我便告誡自己養成刷牙力道放輕與飯後不急著立刻刷牙的習慣，也提醒病人不要太過勞累，要學著放輕鬆，不要太執著或太著急。事實上，從牙齒外型的變化，真的可以看出一些個性上的端倪，更重要的是當你發現自己的牙齒特徵與某些個性、行為吻合時，就該提醒自己做調整囉！

## 前牙切端有磨耗，後牙咬合正常

「夜間磨牙」就是指睡覺時牙齒不自覺咬緊磨動。夜間磨牙可算是一種病症，跟打鼾一樣聲音惱人，會造成枕邊人的困擾，甚至需要前來診所做咬合板以降低夜間磨牙的音量，且常會伴隨著牙齒咬耗、咬裂或偏頭痛等症狀發生。我常跟病人說，夜間磨牙跟精神壓力很有關係，以責任感較大的老師為例，特徵是犬齒咬耗比較明顯，且老師常需要開口講話，所以顳顎關節與犬齒受力較大。也可以說前排牙齒有咬耗的病人，通常給自己的壓力都比較大，但我習慣用責任感重的說法取代壓力大。因為有責任感的人，自動自發，不用別人管，自己會主動將事情做好。從另一個角度來看，有責任感的人，事情再少，也會主動將事情做到最完善，就算事情再多也要求每件事情做到盡善盡美，所以壓力都是責任感重的人自己造成的。

磨牙不是大人的專利，現在有越來越多兒童磨牙磨得很厲害，兒童磨牙固然一方面可能是由於口呼吸或骨骼肌肉系統的不平衡，但也可能是父母親比較急躁或要求較為嚴格。因為現代父母給了孩子太多太大的壓力，但孩子還不懂跟父母反映：「不要再要求我了，我壓力好大。」另外，身處的噪音過多或紛亂的環境，也可能造成兒童磨牙的情況。

在臨床上，有夜間磨牙症狀的病人常出現頸椎壓迫的相關症狀，通常伴隨手發麻、淺眠、免疫力低下、注意力不容易集中、甚至內分泌失調的問題，所以身體姿勢的異常顯然與顳顎關節症狀有相關性。

從下面兩張圖可以看到，右側牙齒有稜有角，病人顯然做事比較堅決。左側的牙齒圓潤，病人個性顯然圓融和氣的多了。

### 牙齒齒頸部被磨耗的病人

因清潔習慣不佳（刷牙刷得太快、太用力），導致牙齒被刷到齒頸部磨耗，但是牙縫卻有牙齦發炎甚至牙周病的患者，個性大多比較急躁，可能是過於忙碌，只好用比較精簡的方式刷牙。加上這樣的患者通常牙齒普遍偏黃，承受了過大的壓力，腸胃也要好好

正常犬齒是尖的，長期夜間磨牙造成犬齒嚴重磨耗

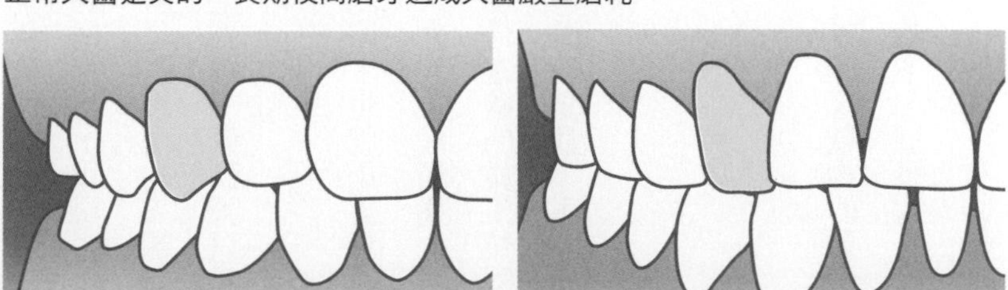

保養了！

我常常建議這樣的病人做事時不要太急，但往往病人會立刻否認，我只好用比喻的方式說明：好比一個人坐在飛機裡，感覺自己沒有動，但是在地上的人卻看到他速度快得不得了。病人總是習以為常，並在不知不覺中產生異常，做醫師只能好言相勸，希望病人能夠多愛自己一點。

若是清潔習慣良好，牙縫都很乾淨，但是牙齒刷到兩側凹陷，也就是靠牙縫的地方陷了下去，這樣的病人一般責任感比較重、自我要求高、個性比較積極、心思也非常細膩，雖然有點急躁，但做事十分用心，是每個老闆都最喜歡的員工類型。這樣的病人在治療時配合度非常高，我拿著器械的手勢只要稍微一變動，病人都會主動調整頭的位置配合我，可以說是一百分的病人。

## 後牙咬合磨耗嚴重

這樣的人可能有咀嚼檳榔或咀嚼像是芭樂、甘蔗、花生、骨頭等硬物的習慣，喜歡有咬勁的感覺，咀嚼時比較急躁，咀嚼方式會以磨動食物為主。這樣的病人通常下巴都很厚實，做事沉穩、堅定，當然承受的壓力遠比一般人要高，有時候不僅

## 牙齒磨耗的過程

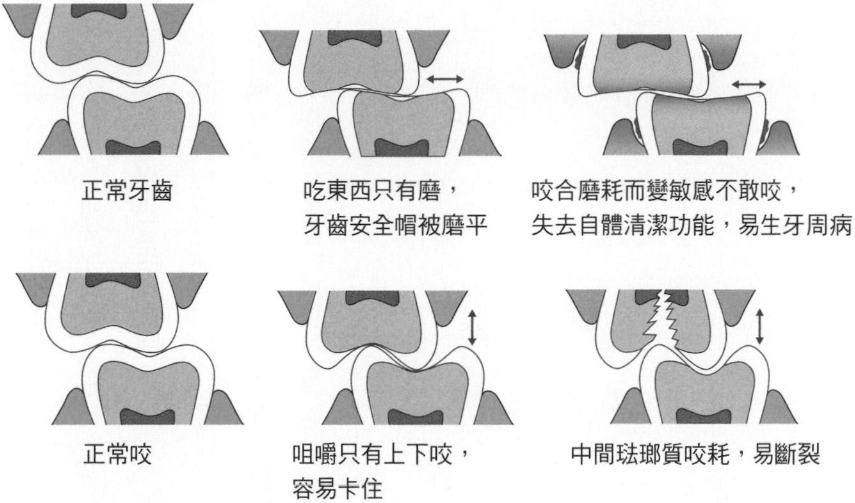
正常牙齒
吃東西只有磨，
牙齒安全帽被磨平
咬合磨耗而變敏感不敢咬，
失去自體清潔功能，易生牙周病
正常咬
咀嚼只有上下咬，
容易卡住
中間琺瑯質咬耗，易斷裂

磨耗，連牙齒周圍的齒槽骨頭都被咬得變形，我稱之為「口內造山運動」。這種同時具有咬合磨耗與骨疣（增生的骨頭組織）的患者，大多屬於急著達成目的的拚命三郎個性，臺灣經濟的奇蹟就是靠這些人創造出來的。

磨牙與咬合磨耗有何不同？咬合磨耗的病人比較在意咬勁，咀嚼時一定要將食物都咬緊、咬碎，連吞嚥的動作都很用力，似乎總是勢在必得，不知不覺間牙齒咬合磨耗嚴重，連臉都變成國字臉，我總是跟這些病人說：「放輕鬆！」

有牙周病的患者通常都過勞，如第二章所述，出現牙周病代表有缺氧的狀況，過度勞累則沒有足夠氧氣活化細胞。

門牙內凹的人特徵是嘴唇四周口輪匝肌（嘴唇周圍的肌肉）的力量過大，嘴唇時常閉緊，個性比較拘謹。（上圖）門牙牙縫開開的人比較隨性。（中圖）門牙擁擠的人則可能小時候沒有養成好的咀嚼習慣，要不是很受到父母的寵愛，不然就是從小疏於照顧。（下圖）

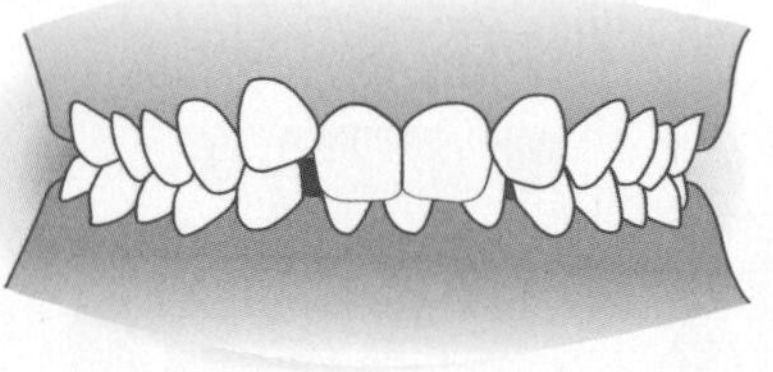

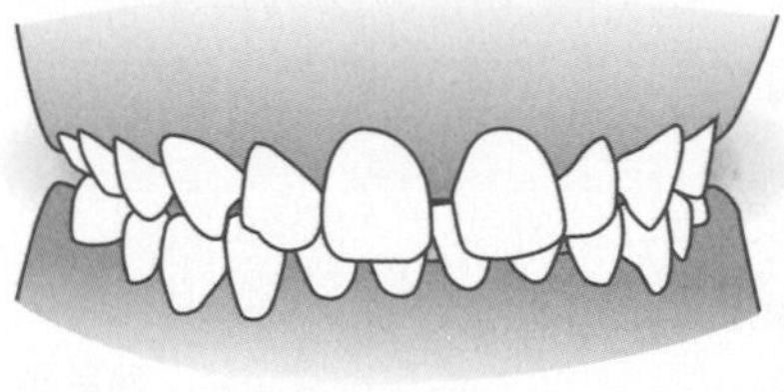

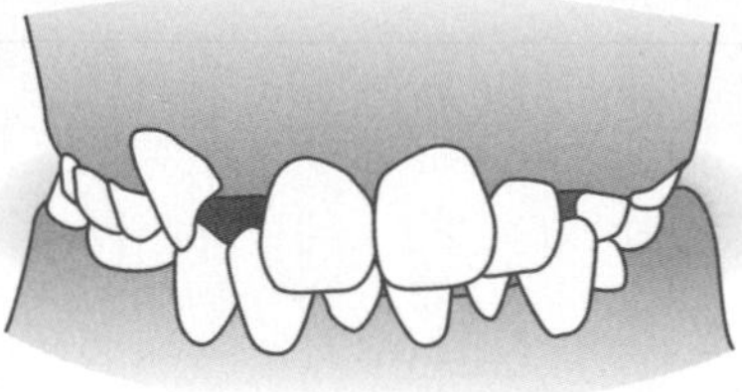

臉頰或舌頭有齒痕（排除營養素攝取不足的因素）的人往往給自己的壓力太大，屬於勞累但自信比較不足的類型。其實有壓力就表示已經是很有責任感了，差別在於自信心；舌頭有齒痕，煩惱也會比較多，要試著盡量讓自己開心一點。

**舌頭齒痕及臉頰齒痕示意**

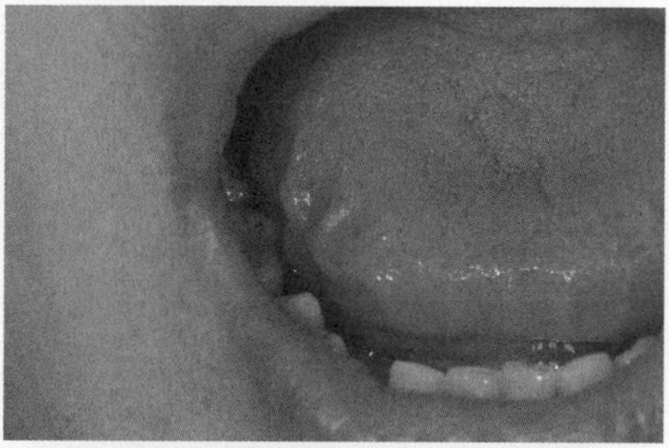

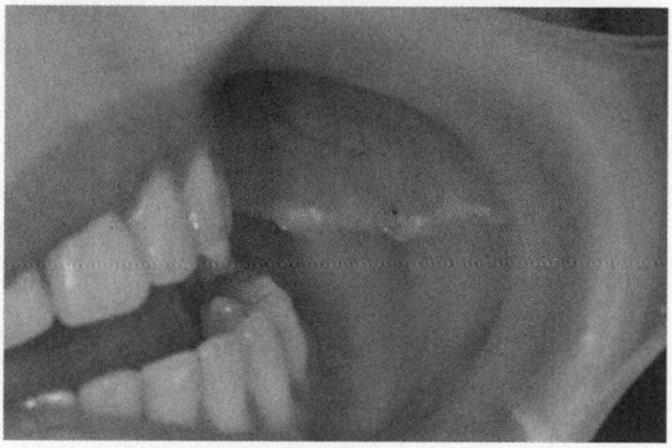

## 4-3 意志堅強會讓牙齒受傷

**刷牙可能不是牙齒臉頰側面被磨耗的元凶？**

用牙刷刷牙的力量頂多一百克，一般人每天刷同一顆牙齒不超過五十次，一顆牙齒一天受到牙刷刷牙的力量就不會超過一百克×五十次＝五公斤的總受力。

然而一個人吞嚥習慣異常，嘴唇每次推牙齒的力量超過二百克，每天至少推動牙齒二千次，一顆牙齒一天受到嘴唇過度推動的力量會超過二百克×二千次＝四百公斤的總受力。

顯然吞嚥異常造成牙齒臉頰側整片被磨耗的機會遠遠大於牙刷的力量，而且當堅硬的牙齒表面都會因為日積月累的吞嚥異常習慣而被漸次磨耗，牙齒周圍的牙齦與骨頭是不可能倖免的！

### 咬合太用力，牙齒也受不了

美國職棒選手在打球時都喜歡嚼甘草或口香糖，咀嚼當然可以促進副交感神經亢進讓身體放鬆緩和，職棒選手利用咀嚼來放輕鬆，但實際上他們都咬得太重，牙齒彼此撞擊力道太大，這時候反而讓交感神經亢進，過度亢進會變得焦躁、緊張、耗氧更快使得表現不佳。理想的咀嚼應該是輕咬，口香糖放在嘴巴裡面咬，但是不能咬穿。因此吃東西不應該要有咬的勁道，有些人習慣咬東西要有咬勁，甚至於喜歡咬硬的食物，這些對身體健康而言都不是好的習慣。以簡單例子來說，兩個拳頭互擊，打沒有兩三下，手會馬上感到疼痛，同理若是牙齒它也會受不了，牙齒咬合要多少力量，臉部的肌肉就配合多少力量，這或許就是為什麼看面相的人可以一語道破人的個性，其實牙醫師不只會看面相，還可以更深入從口內狀況去看出一個人許多個性或一些不自覺的狀況的端倪。

長時間維持理想的咀嚼習慣，跟長時間保持好心情不生氣一樣。關鍵不在於不要生氣，而是讓自己養成享受快樂氣氛的習慣。咀嚼也是一樣，長期培養自己在愉快的心情下細嚼慢嚥，可以讓自己獲得生命的所有權，而不是都讓自主神經系統過度代勞。

## 從咬合看臺灣經濟的奇蹟

牙齒咬合磨耗之後就會有咬合高度喪失的問題，鼻子到下巴的距離就會變短，距離變短下巴就會往後縮，咽喉就容易變得狹窄，間接影響身體的血氧量降低，氧氣吸不進去，二氧化碳吐不出來，身體會更酸化就更容易勞累。這類的病人下巴骨、顴骨較尖，做事意志堅定，不達目的不罷休，做事非常拚命，臺灣過去的經濟奇蹟就是靠這些人努力奮戰而來的。然而個人健康的問題，還是要從自己改變開始。你累了嗎？試著靜下心來，聽聽自己心裡的聲音，隨時深呼吸十次，再喝口水咀嚼十次後吞下，讓自己的心情好好沉澱沉澱。

咬合力過大，牙齒逐漸擋不住咬合的力量，此時如果牙齒表面不夠

咬合力過大，造成牙齒磨耗與骨頭變形

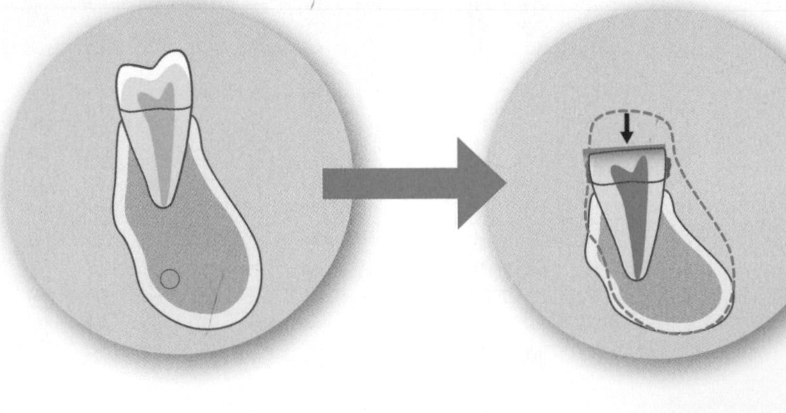

硬（口內酸性值高），牙齒咬合面就會一直被磨耗掉；如果牙齒夠硬而磨動較慢，等於有股力量把牙齒推到骨頭裡，但一有牙齒往齒槺骨頭內退，所有牙齒都會跟著往齒槺骨頭內退，臉或舌頭的肌肉只好反向擠壓牙齒周圍的骨頭使得骨頭受擠壓甚至隆起，這叫作骨疣。嚴重過勞不僅會有牙齒咬耗、骨疣，甚至骨頭咬變形了。

## 4-4 夜夜磨牙的現代人

夜間磨牙者的自主神經就像交通號誌，幾乎二十四小時都運作著，即使到了休假日也一樣拚了命的工作，因為這已經變成慣性的生理機制。磨牙跟咀嚼一樣，肌肉都受到自主神經控管，雖然大腦可以隨時接手，但忙碌的現代人恐怕都將這工作交給自主神經代管了。這是優點也是缺點，自主神經系統代管事情，大腦可以休息，但也可能是大腦只顧著下指令，自主神經卻像被疲勞轟炸一樣忘我的拚命工作，即使大腦想休息，但自主神經已經被培養出隨時將油門踩到底的工作效率，所以即使是假日在家休息，整個人還是很累，成了一種很普遍的文明病。

總結前言產生磨牙症狀的原因在心理層面上不外乎壓力與過勞，生理層面不外乎口呼吸與上下牙齒緊咬的習慣，如果加上口內酸性偏高，牙齒就很容易咬耗，而逐漸喪失咬合高度，一旦咬合高度喪失，耳孔前的顳顎關節疼痛便會增加。然而到了這種程度又該如何改善呢？

一般病人的期望是降低夜間磨牙的音量，其次是希望保護牙齒不要再被磨耗。通常使用咬合板就可以輕易達成這兩個目的，甚至對顳顎關節症狀也有七成以上緩解疼痛的療效。此外，隨時注意身體姿勢，避免彎腰駝背造成頭顱位置改變，進而導致被迫過度緊咬，也要改正口呼吸與吞嚥異常的壞習慣。

## 改善的方法

首先是維持正確的姿勢和減輕咬力，可以藉由咬合板（如右圖所示）或把咬合墊高，並將身體放輕鬆。前面提過人忙、心

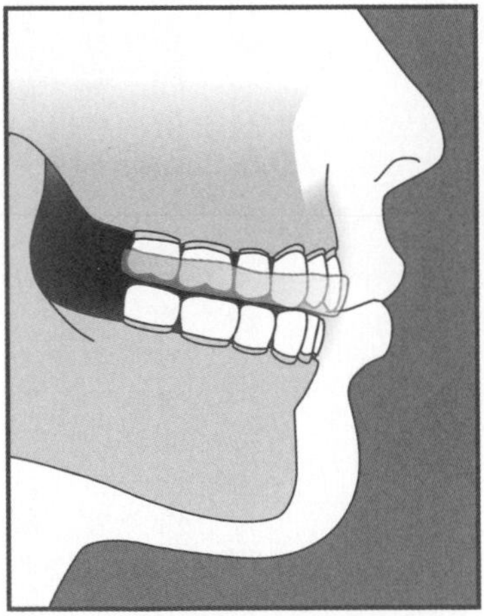

利用咬合板緩和過大的咬力

忙、煩惱忙，自主神經系統過度代勞，造成身體無法放鬆。不妨思考一下你下班回家的過程，若是每天都依循同樣的路徑，幾乎都是交由自主神經導航，導航習慣了就容易發生問題，有時到家後便忘了自己是怎麼回家的，當出現這樣的狀況時，你就要警惕了。比如作家、畫家畫久了容易疲勞，思慮不自覺會變成反射動作，久了就創作不出感動別人的作品，就應該好好放鬆一下。

### 顳顎關節的位置

在耳孔前方一公分左右，有個左右對稱關節與頭顱骨結合的骨頭，下排牙齒就位在這塊下顎骨上面，牙齒咬合就是以這左右對稱的關節為支撐點做上下移動。顳顎關節可說是進食咀嚼時最關鍵的結構。

### 顳顎關節可能出現的症狀

開閉口有聲響、自發性疼痛、嘴巴張不開，甚至引發偏頭痛。

## 可能造成顳顎關節症狀的原因

關節本身受到外傷、關節長時間過度受力、關節所處位置的經絡發生阻塞（通常是第一頸椎引起的），也可能是關節周圍的肌肉筋膜發炎。

顳顎關節長時間過度受力的影響可以握拳舉例說明。請讀者嘗試握緊拳頭，相信不到一分鐘，大家就會覺得手指與手掌的肌肉稍微痠痛，這好比久未運動的人一旦運動時身體容易因為氧氣供應不足，部分的肌肉進行無氧呼吸而導致乳酸堆積，造成運動後肌肉痠痛，只要適當休息，肌肉的痠痛就會恢復。

如果每天練習握緊拳頭，久而久之，會發現拳頭即使握十分鐘以上也不累，跟天天

**利用人工植牙將咬合墊高，前後臨床照片比較**

咬合墊高術前

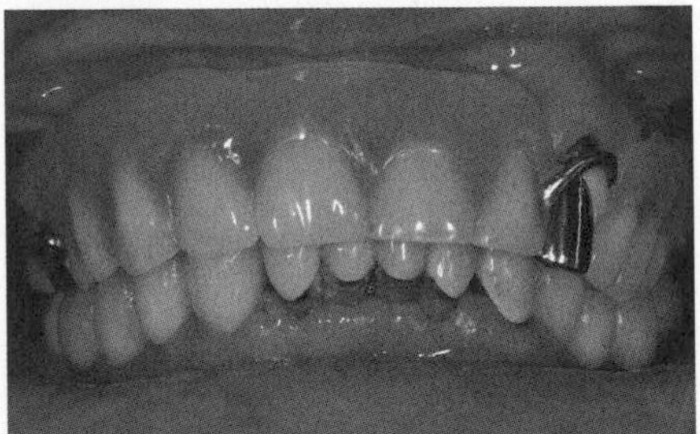

利用人工植牙將咬合墊高術後

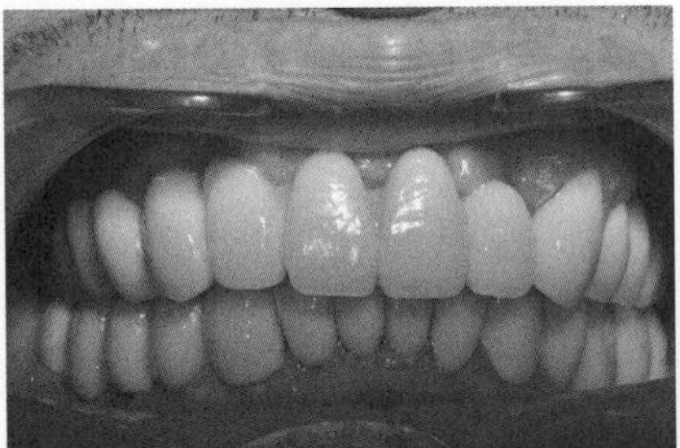

練習跑步就可以變成長跑選手且不容易累一樣，都是血液供應改善的緣故。只是經年累月的握拳頭練習，雖然肌肉不痠痛了，但是手指與手掌的關節開始疼痛，這表示長時間的施力過度導致硬組織關節的磨耗，這是不可逆的，就像是運動員過度運動造成的運動傷害，往往終結了運動員的職業生涯。

顳顎關節也是這樣，不管是心理壓力造成牙齒緊咬，或是身體姿勢異常造成上下牙齒被迫緊咬，日復一日，就會造成顳顎關節的傷害，進而產生痠痛、疼痛或張不開等各種症狀。

顳顎關節症狀也跟口呼吸與異常吞嚥習慣有關係，你可以試著刻意將下巴往前移，會發現關節容易痠痛。長時間的口呼吸與異

**顳顎關節（右圖畫圈處）急症可針對手掌所對應的穴位作按壓**

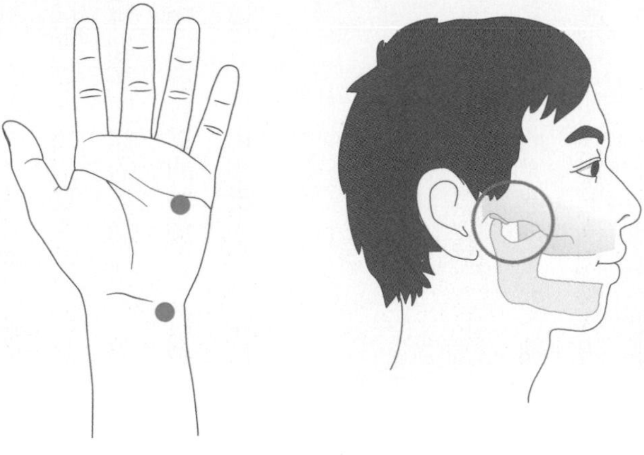

常吞嚥習慣，不僅導致顎骨發育與牙齒位置異常，更是造成顳顎關節異常受力的關鍵，可以說，先有此遠因，才有後來姿勢與頭顱位置異常的結果。最後，一方面頸椎受力過大，從頸椎的經絡依序阻塞造成顳顎關節的症狀，而另一方面則是直接造成顳顎關節本身的異常受力，長久以往便造成關節本身的問題。所以顳顎關節的急症常常會針對顳顎關節周圍的經絡治療著手，以稍微緩解顳顎關節的疼痛症狀。熱敷是減輕肌肉疼痛的好方法，用不燙手的熱毛巾蓋在顳顎關節位置的臉頰上，持續更換不燙手的熱毛巾熱敷十到十五分鐘，然後休息五分鐘後，再用不燙手熱毛巾持續熱敷，可有效緩解顳顎關節的症狀。

## 讓關節恢復功能的好方法

以開門為例，想像用手握住門把，轉開，再把門打開，如果因為忙或急，往往門把尚未完全轉開就將門拉出來，時間久了，門把就容易壞掉。而大部分有顳顎關節症狀的患者，往往因為在牙齒緊咬的狀況下急著張開嘴巴，一連串的肌肉動作沒有按部就班完成造成張開嘴巴過程中的門把（即顳顎關節）損壞，最後出現有聲響或疼痛的症狀。捲舌頭開口練習是讓關節恢復功能的好方法，捲舌頭開口練習很簡單，首先張開嘴巴，嘗試在嘴巴張開前，先將舌頭往上往後捲動，這個動作會牽動顳顎關節中關節盤前緣的內翼肌肉，這時候再緩緩張開嘴巴，有顳顎關節聲響或疼痛的患者，藉由這簡單的動作，可以快速舒緩顳顎關節症狀，是緩和張口動作的物理治療。一連串的肌肉動作沒有按部就班完成。

### 牙醫師專業的治療

基本上須配戴咬合板或專門的顳顎關節治療板，長遠還需要搭配吞嚥訓練器協助改正為鼻呼吸與正常吞嚥習慣，藉由身體姿勢的調整，甚至相關中樞性經絡治療協助頸椎症狀的減輕，並請身心科醫師協助身心壓力的紓解。

## 4-5 牙齒磨耗的改善之道

除了前文提過每天上下班連想都不想就這樣開車或走路回來了。想想看，自己是不是總在非理性情況下購物、投資，甚至產生負面情緒，時間久了，身體到底是自主神經系統的還是大腦掌握的就分不清楚。回歸本性說容易倒挺容易，簡單來說

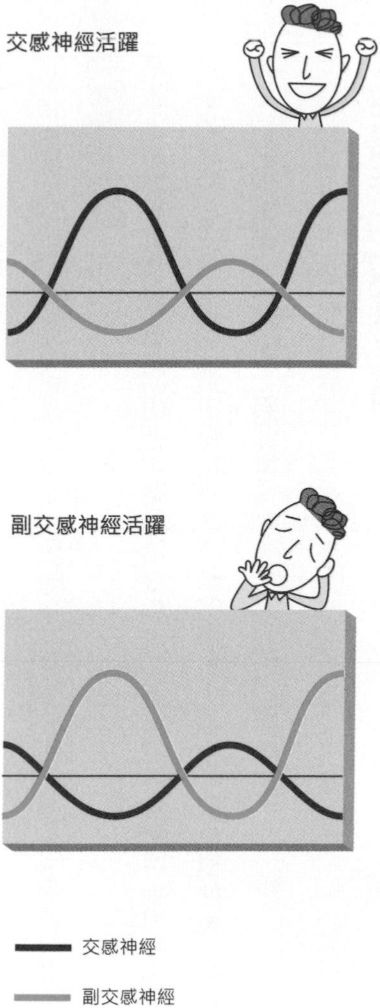
交感神經活躍
副交感神經活躍
交感神經
副交感神經

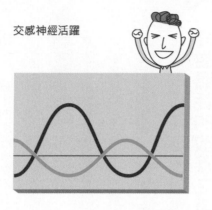

就是要「人忙心不忙」，隨時讓自己心沉澱下來，讓大腦接管身體，深呼吸十下，先把氣養回來，然後喝口水咬十下，讓副交感神經運作，緩和總是在衝鋒陷陣的交感神經，不要「人忙心也忙」，最後弄得自己方寸大亂！

一早促進副交感神經的方法：提早半小時起床，慢慢刷牙，早餐時細嚼慢嚥。

有計畫就會有變化，有變化就要試著去美化：

沒有計畫，身體等於交由交感神經掌權，身體隨時作戰，容易焦躁不安。

有計畫，身體等於交由副交感神經掌權，身體做好防禦，容易逆來順受。

交感神經：讓身體機能加快腳步，像飛機起飛，心情容易緊張與興奮。

副交感神經：讓身體機能放慢腳步，像飛機降落，心情較為從容與安心。

## 人工恢復琺瑯質的方法

如果牙齒已經磨耗了怎麼辦？有兩個方法，第一個是利用複合樹脂填補，第二

**齒頸部磨耗的過程**

健康牙齒

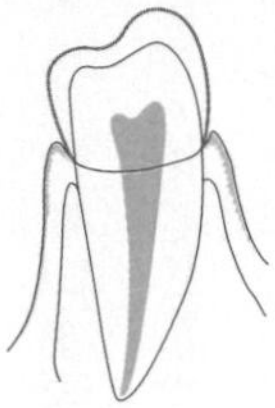

牙齒軟化，刷牙造成齒頸磨耗，琺瑯質變薄

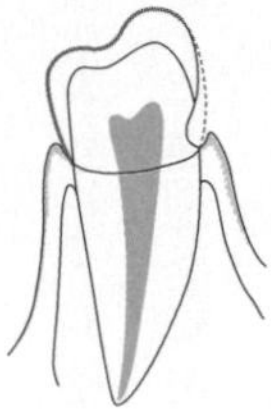

凹陷後容易敏感，因不敢刷而蛀牙

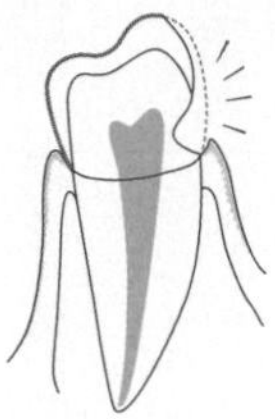

蛀牙沒處理，要根管治療

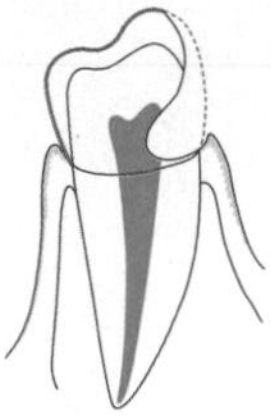

不處理斷裂而需要拔除

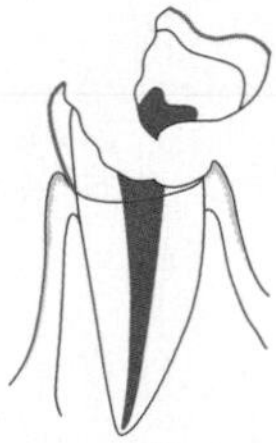

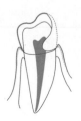

個是利用薄瓷貼片創造人工琺瑯質。

健康牙齒擁有堅硬的琺瑯質，但因為口腔環境使牙齒軟化，刷牙時容易刷凹，導致齒頸部琺瑯質變薄，凹陷得更厲害；凹陷後的齒頸部變得比較敏感，所以刷牙時就不敢碰觸，久而久之，牙齒就容易蛀牙；蛀牙若不處理，嚴重時就需要抽神經，此時因為是從牙根蛀進去，再不處理牙齒就容易斷裂。

無論用何種方法恢復琺瑯質，都必須要請牙醫師先確認是否有二次蛀牙的可能，有就要先行治療。複合樹脂填補是一層一層堆上去的，不是只補凹陷的地方，因為磨耗的是牙齒的整個面，應該同時填補象牙質與琺瑯質磨耗的部分。但困難在於黏著劑僅能黏住琺瑯質，而黏不住象牙質，這時則建議用薄瓷貼片來進行修復保護。此外前牙區若變黃、變薄，基於美觀需要不斷重新填補，製作薄瓷貼片較能維持長久的美觀。

有齒頸部磨耗往往伴隨兩件事，第一是口內酸性值低於 pH4 而發生牙齒酸蝕，第二是琺瑯質變薄，如前所述，酸蝕會讓牙齒變黃，當較白的琺瑯質變薄時，裡面顏色較黃的象牙質就會透出來，讓牙齒感覺黃黃的。此時應該先讓口內酸性恢復到中性約 pH5.6 以上再輕輕的刷牙。很多人在牙齒顏色改變時，選擇用藥劑或雷射做美白，利用強氧化劑穿透琺瑯質，滲透到象牙質讓象牙質變色。但由於牙齒顏色變黃是因為表層堅硬的琺瑯質被酸蝕，表示牙齒已經很脆弱了，這時若還用藥劑和雷射則會更加重破壞琺瑯質，且美白效果無法持久，最佳的保護與美觀的做法應該是以薄瓷貼片來處理。

薄瓷貼片除了能夠讓牙齒變白外，還能改善輕度齒列不整的問題。位於前牙區的齒列不整，一般是透過牙齒矯正的方式來改善，然而牙齒排列整齊後，往往會朝原先不整齊的慣性慢慢回復，所以需要在牙齒舌側黏著固定式維持器，以維持牙齒位置。若是只使用活動式的空間維持器，三到五年後停止配戴維持器，牙齒就又變亂了。所以針對輕度的齒列不整，建議採用貼片的方式，可以在短時間內快速、有效的改善齒列不整，加上同時有美白與修飾牙齒外型的效

輕度齒列不整

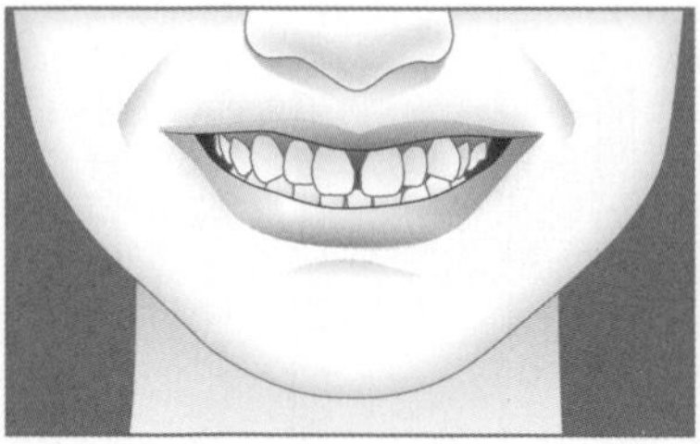

薄瓷貼片改善後

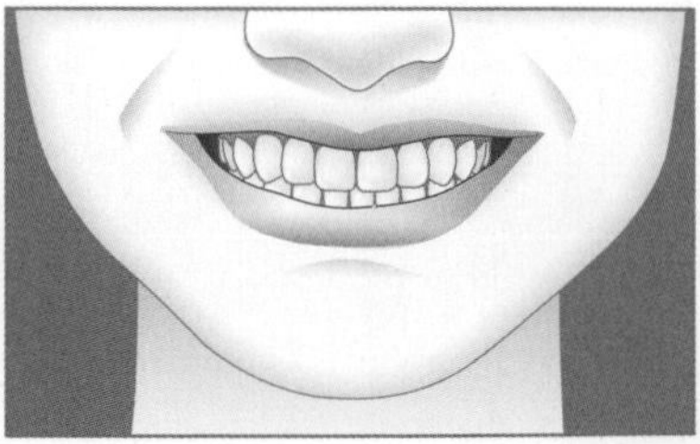

果，已經成為目前改善輕度齒列不整的最佳選項。

牙周病的患者，常常因為齒槽骨頭已破壞，導致牙齦萎縮，從外觀上明顯可見牙縫變大，俗稱牙周病黑三角，不僅僅影響美觀，且容易造成說話漏風與食物容易堆積的問題。利用薄瓷貼片的優勢，可以在最少的牙齒修磨狀況下，改善牙周病黑三角的問題，不需要像傳統方式製作假牙，修去大量的齒質，最後反而破壞更多牙齒。

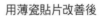

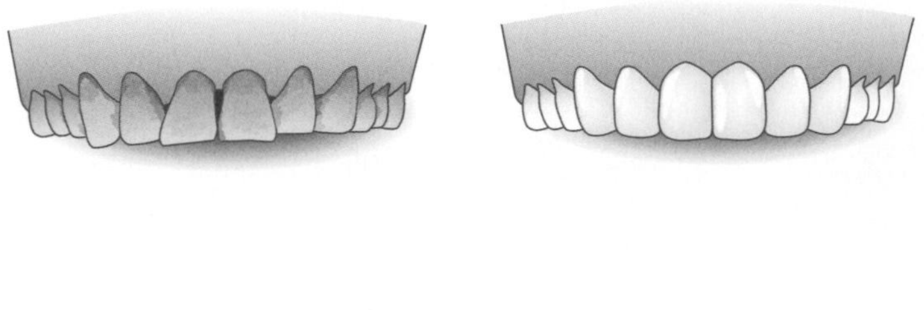

part 5

# 重修潔牙學分

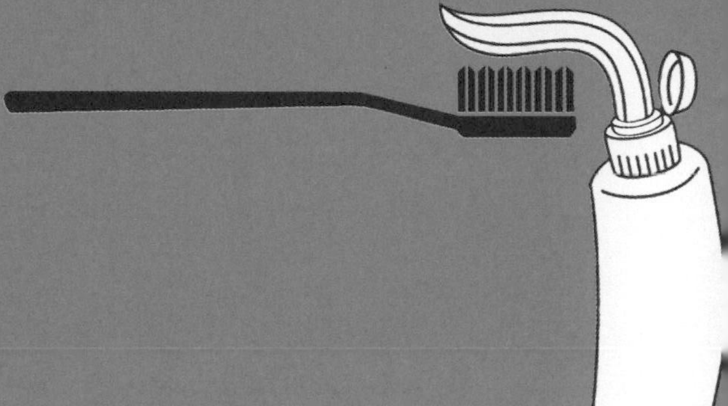

5-1 刷牙順序學問大
5-2 牙周病病人這樣刷
5-3 口腔清潔用品的正確用法

## 5-1 刷牙順序學問大

每天睡前與起床兩個時間是最佳的刷牙時間，每次三分鐘有順序性的刷牙即可，至於刷牙的位置與方式不用太在意，主要是牙刷的寬度已經足以涵蓋牙齒高度，所以只要專心且有順序性的刷牙就可以了！

中午吃完飯就含漱一小口開水，三到五分鐘後就可以簡單將牙齒刷一遍，不花一分鐘時間，就做好簡單的清潔維護，卻是照顧好牙齒的重要時機。刷牙的方法應該要盡量簡單，原則上，最容易融入生活習慣的刷牙方法就是好方法，其次才要考量是否已將牙齒清潔乾淨，刷牙的力道是否太輕、太重還是太急。有些朋友或老人家的手不夠靈巧，這時可以考量使用電動牙刷，讓清潔工作著重在刷牙的順序，而不是只顧著刷牙的動作而疏忽了應該要清潔的位置。

### 刷牙常犯的錯誤

錯誤一：前後像鋸子一樣拉動牙刷，造成牙齒表面被磨耗
錯誤二：過度刷牙齦，造成牙齦萎縮

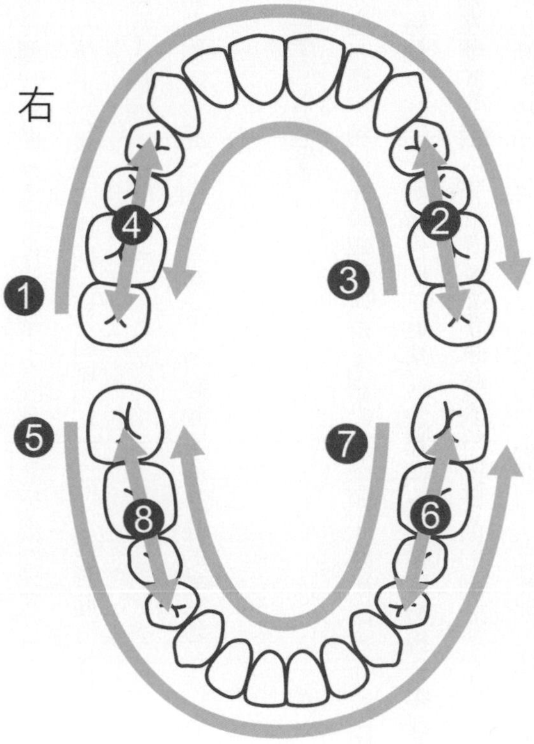


刷牙需有的順序（以上顎右側開始為例），才不會漏刷某些區域

❶先刷右側上顎後牙臉頰側（可先刷最後一顆牙齒後側），往前刷到上顎門牙嘴唇側，往另一側刷左側上顎後牙臉頰側（最後刷最後一顆牙齒後側）

❷刷左側咬合面（上面牙齒正下方咬到下面牙齒的部分）

❸刷左側上顎後牙舌側面，往前刷到上顎門牙舌側面，往另一側刷右側上顎後牙舌側面。

❹刷右側咬合面（上面牙齒正下方咬到下面牙齒的部分）

## 下排牙齒也是同樣順序

❺先刷右側下顎後牙臉頰側（可先刷最後一顆牙齒後側），往前刷到下顎門牙嘴唇側，往另一側刷左側下顎後牙臉頰側（最後刷最後一顆牙齒後側）

❻刷左側咬合面（下面牙齒正上方咬到上面牙齒的部分）

❼刷左側下顎後牙舌側面，往前刷到下顎門牙舌側面，往另一側刷右側下顎後牙舌側面。

❽刷左側咬合面（上面牙齒正下方咬到下面牙齒的部分）

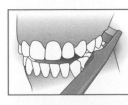

## 哪些牙齒靠牙齦的地方不容易刷乾淨而容易產生牙結石？

下排前面門牙靠嘴唇的部分（因為嘴唇蓋住，沒有注意是否刷到）

下排前面門牙靠舌頭的部分（因為左右下排小臼齒會擋到牙刷）

下排後面牙齒靠舌頭的部分（因為舌頭會擋到牙刷）

上排後面牙齒靠臉頰的部分（因為會容易擋到牙刷）

上下排後面牙齒靠後側的部分（因為會容易疏忽而沒有刷）

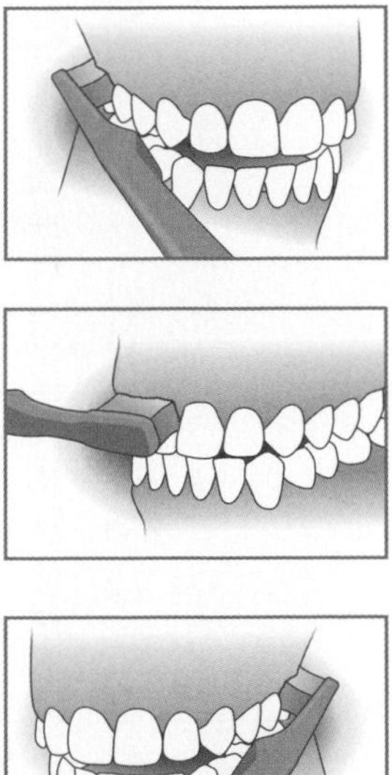

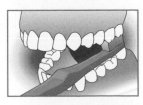

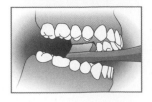

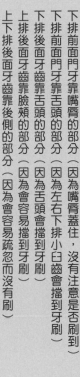

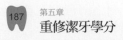

## 5-2 牙周病病人這樣刷

當有牙周病時，因為齒槽骨頭萎縮，牙齦跟著往骨頭方向移動，最後造成牙縫變得很大，這時候清潔牙齒的方式就完全不同了！

這時候牙刷的位置就要以牙齒、牙齦為主要刷牙重點，刷毛緊貼牙齒表面，且稍微伸入牙齦溝一公釐。

使用牙間刷清潔牙縫：當牙齦萎縮時，使用牙線的清潔效果就會大打折扣，主要是牙齒在牙縫靠近牙根位置的表面會凹陷，使用牙線無法清潔這些凹陷區域，所以牙周病病人清潔牙縫的唯一選擇就是「牙間刷」，使用的方式為先將牙間刷從牙齦朝牙齒的方向斜斜通過牙縫，確定沒有戳傷牙齦組織後，再回拉清潔牙縫裡面牙齒與牙齦交界的牙齦溝。

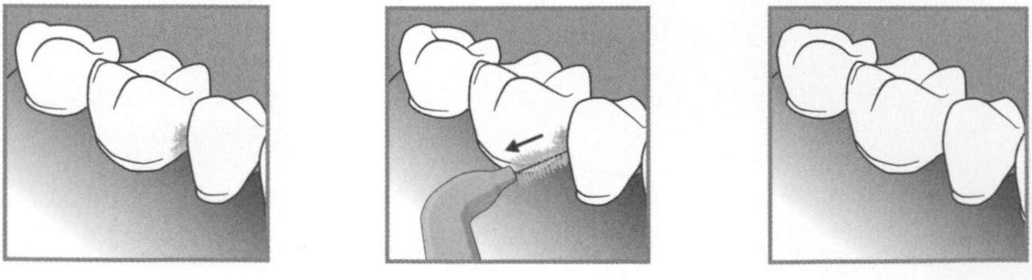

## 口腔清潔的正確觀念

治療牙周病第一就是做好口腔清潔。但大部分的醫師都犯了一個錯誤，以為刷好牙就不會有牙周病。沒錯，清潔工作是最重要的，但應包含兩項：一是病人潔牙的習慣，二是醫師的治療。除了以上的口腔治療，還包含了運動、飲食習慣、增加自己的免疫力，以及定期給醫師檢查。

### 四種清潔容易疏忽的狀況

第一種是病人牙縫的牙齦很高，靠近齒頸部的牙齦很低（萎縮），這種情形往往是病人刷牙上下向刷造成的。上下向刷有什麼問題？因為牙齒的表面是弧形，上面有牙齦保護著，上下向刷牙時不可能按牙齒表面的弧形去刷，一定是上下直線移動，就會造成牙齦萎縮，而力道過度則會將牙齒表面的弧形刷至凹陷，甚至造成齒頸部磨耗，所以上下向垂直刷牙的方式是不對的。

第二種是病人刷牙方式看似沒問題，但使用牙菌斑顯示劑時，卻可看出牙齒與牙齒間的縫細沒刷乾淨，表示病人只刷到牙齒最平的一面。因為牙齒是立體的，病人可能是刷太急、刷太快，只刷到一面而其他位置都沒刷到。正確的刷牙方式是讓牙刷在兩顆牙齒間原地振動，這是要讓牙刷毛可以澈底清潔牙縫裡的牙垢。如果刷太快的話，牙刷毛來不及清潔到牙縫的位置就離開牙縫了，看似有刷牙，卻刷不乾淨，這就是刷太急、太快的缺點。

第三種是牙齦萎縮或牙周破壞（主要是針對骨頭的部分）。牙周病還在發生時，會有牙齦炎，牙周囊袋會大於四公釐以上，若沒有使用牙線或牙間刷等輔助工具幫忙清潔比較深的牙齦，會加重萎縮或破壞的程度，最後就需要醫生幫忙治療。

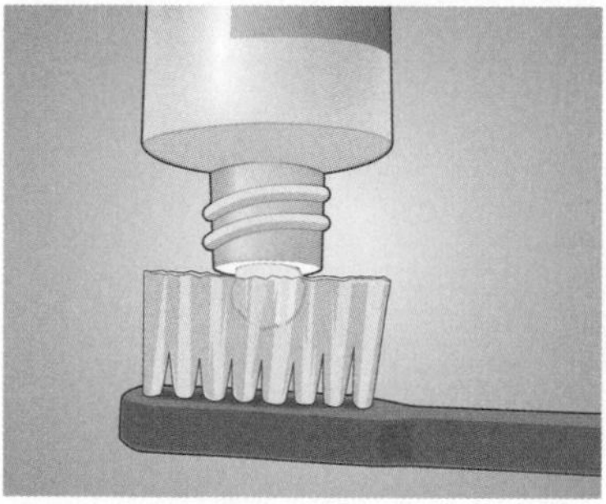

正確的牙膏擠法

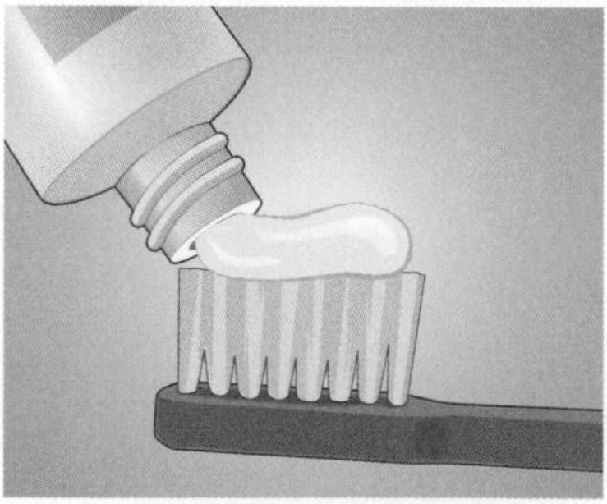

錯誤的牙膏擠法

# 5-3 口腔清潔用品的正確用法

## 牙膏的正確用法

建議牙刷搭配開水刷牙就已經足夠。牙膏主要是由發泡劑等經皮毒與過多的研磨劑組成，甚至含有可能帶有毒性的氟化物與各式添加物，潔牙功能之外的副作用不少，所以還應避免小朋友使用時誤食，如果真要為小孩準備特殊的牙膏，最好選擇不好吃的口味。另外，如果一定要使用牙膏，使用的量應該如豌豆大小，將整條牙膏垂直牙刷刷柄，直接往牙刷刷毛擠入約〇．五公分，而不是像廣告所示擠一條在刷毛上，一刷就掉。

## 牙線應該這樣用

刷牙面很簡單，刷牙縫就難得多，所以很多人的蛀牙都是從牙縫開始的。清潔牙縫需要使用牙線來協助，但徒手使用牙線的困難度較高，我建議退而求其次使用牙線棒簡單清潔。牙線棒雖然操作簡單，仍有幾點需要提醒，讓大家在照顧牙齒時可以完成：牙線是由很多條細的線組合而成，所以在通過牙縫時，需要前後拉動，讓圓柱形的線變成扁平的線（牙線裡面的細線本來就是絲絲分明的，不像縫衣服的線是交互纏繞在一起的）再進入牙齦溝（牙齒與牙肉交界位置），這時只要伸入一公釐左右就夠了，然後稍微施力將牙線往回刮動牙縫表面。

### 使用牙線常犯的錯誤

錯誤一：牙線一通過牙縫就往回拉，沒有清潔到關鍵的牙齦溝。

錯誤二：牙線伸入牙齦溝太深，造成牙齦發白，表示已經壓傷牙齦，嚴重時會造成牙齦萎縮。

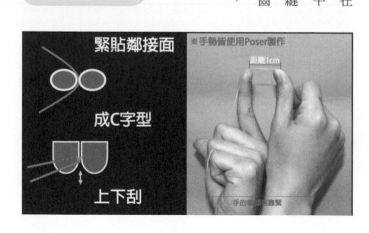

## 怎麼使用漱口水

使用漱口水維持口腔清潔或口腔清香的人不少，但在二〇〇八年初澳洲學者的回顧論文中提到，長期使用含酒精漱口水有致癌的可能，因此確實的認識漱口水及其使用時機與方法，是很重要的一環。

### 漱口水的種類

一般漱口水的成分除了水之外，主要就是Chlorhexidine、酒精與促進口氣芳香的配方，其他比較特別的還有預防蛀牙的含氟漱口水。漱口水可分成兩大類，一種是會有高濃度酒精，一種則是以Chlorhexidine為主，不過Chlorhexidine也需要酒精分解成小分子才有藥效，所以酒精濃度也必須足夠。簡單講，酒精成分不夠的漱

註：Chlorhexidine是一種協助抑制細菌的成分，是牙科醫師最常用來減輕牙周病症狀的藥物，一般也可以在人體清潔劑（像是「沙威隆」）中見到，雖然效果良好，但會造成牙齒染色、唾液分泌減少與口腔內菌種改變等副作用，所以含有Chlorhexidine成分的漱口水僅建議在無法使用牙刷清潔的位置使用。

口水是沒有功效的，那要怎麼知道酒精濃度夠不夠，最簡單的方式是感覺漱口水入口後會不會有辣辣的感覺，如果含起來感覺甜甜的，這樣的漱口水就只是以口氣清新為目的，抑制細菌的功能恐怕就不如預期了。為了讓使用者有更好的口感，業者往往會在漱口水中加上一些可以讓口氣清新或是讓口感變好的成分，但結果因為這些成分，讓口內的 pH 值降低，預防牙周病的功用沒了，反而像是在喝另類的飲料，助長了蛀牙的機會，長期頻繁使用可能會得不償失！

多年前有位病人口內的黏膜像燒傷一樣，有的地方白白的像另外黏上一層薄膜，有些地方因為薄膜剛脫落而紅紅的，我直覺就是他喝了太燙的湯水，準備給予含碘漱口水預防感染，結果病人說：「我沒有喝燙的湯水啊！」在經過詳細的問診與檢查後，才知道原來是病人的朋友送了這位病人一箱以高濃度酒精為主要成分的漱口水，結果病人將漱口水含在嘴巴裡面半個多小時；發現黏膜疼痛後，還忍了一天才來診所。原來是漱口水中酒精惹的禍，因為酒精濃度太高，含在嘴巴時間太久，導致口腔黏膜被燒傷，就跟酒精沒有稀釋就拿來擦手，結果皮膚馬上變白一樣，不是美白效果好，而是表皮被燒掉了，嚴重時水泡馬上就會出現，不可不慎！

## 漱口水的使用時機

建議有牙周病症狀時，像是牙齦紅腫，或是牙科手術後保護傷口時，可以用漱口水緊急處理消毒。平常使用會造成口內唾液分泌減少，口內細菌的生態改變，甚至因為酒精含量的問題引發致癌的風險，不可不慎。有些老一輩的人喜歡用高濃度的鹽水漱口，目的是希望殺死細菌，原理是利用鹽水高濃度的高張現象，讓細菌內的細胞液流出來，導致細菌死亡；不過細菌死了，正常的細胞大概也受不了。所以當有牙齦紅腫症狀，或是做完牙周清潔或植牙手術後，醫師才會視需要建議使用漱口水或是鹽水漱口，而且只建議短期使用，每次含漱時間不要超過三分鐘。漱口水有這麼多風險，想要口腔健康，不如隨時含白開水，有空多作深呼吸，既安全、簡單又不花一毛錢，何樂而不為！

Care系列 016

# 牙齒有毛病，身體一定出問題

作　　者—趙哲暘
主　　編—顏少鵬
責任編輯—李國祥
責任企畫—張育瑄
董 事 長—趙政岷
出 版 者—時報文化出版企業股份有限公司
一〇八〇一九　台北市和平西路三段二四〇號三樓
發行專線—（〇二）二三〇六—六八四二
讀者服務專線—〇八〇〇—二三一—七〇五・（〇二）二三〇四—七一〇三
讀者服務傳真—（〇二）二三〇四—六八五八
郵　　撥—一九三四—四七二四時報文化出版公司
信　　箱—一〇八九九台北華江橋郵局第九十九信箱
時報悅讀網—http://www.readingtimes.com.tw
電子郵件信箱—newstudy@readingtimes.com.tw
第二編輯部臉書—時報㊣之2 http://www.facebook.com/readingtimes.2
法律顧問—理律法律事務所 陳長文律師、李念祖律師
印　　刷—盈昌印刷有限公司
初版一刷—二〇一三年五月二十四日
初版七刷—二〇二一年十二月二十一日
定　　價—新台幣二六〇元


時報文化出版公司成立於一九七五年，
並於一九九九年股票上櫃公開發行，於二〇〇八年脫離中時集團非屬旺中，
以「尊重智慧與創意的文化事業」為信念。

牙齒有毛病，身體一定出問題 / 趙哲暘著 .
-- 初版 . -- 臺北市 : 時報文化 , 2013.05
面；　公分 . -- (Care 系列 ; 16)

ISBN 978-957-13-5767-6 ( 平裝 )

1. 牙齒　2. 牙科　3. 健康法

416.9　　102008547

ISBN 978-957-13-5767-6
Printed in Taiwan